尖峰白内障
手术技术

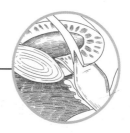

主　　编　刘保松

副 主 编　祁勇军

编　　者（以姓氏笔画为序）

元　力　北京大学人民医院

刘永松　昆明医科大学附属延安医院

刘保松　尖峰眼科医院

安小玲　哈尔滨爱尔眼科医院

祁勇军　广东省中医院珠海医院

杨　阳　昆明医科大学附属延安医院

肖　扬　首都医科大学附属北京朝阳医院

陈　旭　上海爱尔眼科医院

侯宪如　北京大学人民医院

高　敏　首都医科大学附属北京朝阳医院

崔红平　同济大学附属东方医院

主编助理　安小玲

绘　　图　刘笑言

人民卫生出版社

图书在版编目（CIP）数据

尖峰白内障手术技术 / 刘保松主编 . —北京：人民卫生
出版社，2016
　ISBN 978-7-117-22082-8

Ⅰ. ①尖…　Ⅱ. ①刘…　Ⅲ. ①白内障 – 内障摘除术
Ⅳ.①R779.66

中国版本图书馆 CIP 数据核字（2016）第 094520 号

人卫智网	www.ipmph.com	医学教育、学术、考试、健康，
		购书智慧智能综合服务平台
人卫官网	www.pmph.com	人卫官方资讯发布平台

尖峰白内障手术技术

主　　编：刘保松
出版发行：人民卫生出版社（中继线 010-59780011）
地　　址：北京市朝阳区潘家园南里 19 号
邮　　编：100021
E - mail：pmph @ pmph.com
购书热线：010-59787592　010-59787584　010-65264830
印　　刷：三河市潮河印业有限公司
经　　销：新华书店
开　　本：787 × 1092　1/16　印张：8.5
字　　数：207 千字
版　　次：2016 年 8 月第 1 版　2017 年 9 月第 1 版第 2 次印刷
标准书号：ISBN 978-7-117-22082-8/R · 22083
定　　价：55.00 元

打击盗版举报电话：010-59787491　E-mail：WQ @ pmph.com
（凡属印装质量问题请与本社市场营销中心联系退换）

序

　　白内障是我国第一位致盲眼病。目前中国需要手术的白内障患者多达 1100 万人，占我国视力残疾总人数的 56.7%。2015 年中国完成了 240 万例白内障手术，白内障手术率（CSR）达到 1750 例/百万人口，但防盲工作仍任重道远。

　　为了提高白内障手术效率，刘保松院长经过多年潜心研究，在日本眼科同行预劈核理念的基础上，独辟蹊径，发明了针尖辅助预劈核白内障手术方法（Cystotome-assisted prechop technique，CAP），在国内，被称为尖峰预劈核技术。尖峰技术的引人之处在于，只运用简单易得的截囊针和劈核钩，通过巧妙的手法就可以将白内障核预劈成 4~6 块，使白内障超声乳化手术变得便捷而简单，提高了手术效率。尖峰预劈核技术也非常适合非超声乳化的手法小切口白内障手术，可以使手术切口更小，速度更快。*Journal of Cataract and Refractive Surgery* 于 2015 年 1 月刊发表了题为 *Cystotome-assisted prechop technique* 的文章，使得尖峰预劈核技术得到了世界认可。

　　尖峰劈核技术虽有一定的学习曲线，但这项技术简捷易行，熟练掌握后可以降低手术成本，简化手术步骤，加快手术进程，有效减少超声乳化能量，降低手术并发症的发生，提高手术效率，改善术后效果，适合实施大批量白内障手术，对于基层医院的眼科医师是非常值得学习的技术，符合"适当、能负担、可接近"三原则。

　　为推广这项技术，刘保松院长联合了国内众多知名眼科医生，创立了微信网络学习平台和微信公众号"尖峰眼科学院"，以"平等交流、快乐共享"的原则为基层眼科医生提供了丰富而实用的眼科资源，为中国眼科事业的发展增添了精彩的一笔！

　　今天，刘保松院长将自己多年的手术技巧集结成书，编著出版《尖峰白内障手术技术》，这是送给广大眼科医生的一份珍贵的礼物。

　　衷心祝贺此书的出版，并祝愿有更多的眼科医生能掌握尖峰预劈核白内障手术技术，使中国更多的白内障患者重见光明！

姚克

2016 年 8 月

前　言

　　尖峰白内障手术技术，就是我发明的针尖预劈核技术的别称，这项技术的产生和命名，其实还有一个小故事。

　　我从 1996 年开始做超声乳化以来，一直在探索一种简单、快速、安全的手术方法，曾经做过许多尝试，1998 年还自创了一种用折弯的针头代替劈核钩的针尖劈核法。

　　2004 年，看到日本 Akahoshi 教授的预劈核手法，给我启发，根据我一直在做的针尖劈核技术，我研究总结出了另一种完全不同的手术方法——针尖预劈核技术（cystotome-assisted prechop technique）。这个技术最大的优点是可以处理硬核与超硬度核，不仅适用于超声乳化，也适合小切口 ECCE 手术。在掌握了针尖预劈核技术之后，不仅可以大大缩短手术的时间，更可以增加手术的安全性。熟练应用这项技术以后，我没有在超乳阶段破过一个后囊，手术效率也大为提高，曾经一天实施 131 台白内障手术。2015 年 1 月，*J Cataract Refrect Surg* 刊发了 *Cystotome-Assisted Prechop Technique*，使尖峰预劈核技术成为少数被世界眼科界所承认的由中国医师原创的手术方式。

　　但针尖预劈核技术在旁人特别是初学者眼里是有点不可思议，成为我个人的手术特点标志，虽然每一个看到这个手术的人都赞叹不已，但没人敢于尝试，我都打算让这项技术随着我的退休而归隐了。

　　2013 年以来，飞秒激光白内障手术成为白内障手术的新热点。飞秒激光辅助白内障手术，主要是通过激光将晶状体核预劈开，减少了超声乳化的能量，增加手术的安全性，和我的针尖预劈核技术有异曲同工之妙，但由于飞秒激光设备昂贵，操作复杂，基层医院难以普遍推广，这时很多医师对于手法预劈核的兴趣突然提高了。2013 年 5 月全国眼科医师会议期间，几位眼科主任到现场看了我的手术，非常惊奇，都表示要回去练习针尖预劈核技术，我与北京朝阳医院的肖扬主任、广东省中医院珠海医院的祁勇军主任、昆明医科大学附属延安医院的杨阳主任、上海同济大学附属东方医院的崔红平主任、上海九院的周激波主任组成了一个白内障手术技术讨论群，一起交流手术细节。2 周后祁主任上传了一例非常成功的针尖预劈核手术，在短时间内成功掌握了针尖预劈核技术，让我们都有了推广这项技术的信心。当天晚上，我们一起商议在将这项技术命名为"尖峰预劈核白内障技术"，将我们的讨论群改为尖峰白内障技术群，让更多的医师加入到练习这个技术的群里来一起学习进步，这就是尖峰眼科学院微信群的前身。

尖峰群成立后,致力于为基层眼科医师提供一个学习、交流、提高的平台,自成立开始,就受到国内眼科医师的热烈欢迎,经过不断扩大,已建立起两个500人的在线交流群和一个微信公众号,到目前为止已有31 000余眼科从业人员关注并经常阅读。

尖峰群不仅有眼科基层医师参与,也有国内最顶尖的眼科大家在免费为眼科医师们讲课,上海上征医院魏锐利教授的加入是群内发展的里程碑事件,他规范了讲课的形式,使群内每周两次课程的授课规范化。群内每周二、四晚上定期讲授的大课、日常丰富的病例讨论、随时的文献分享、平等对话的氛围让每一个在群内的医师都受益匪浅,特别是肖扬主任、郝晓军主任对于每个病例严谨的治学态度,树立了尖峰群的严谨治学、平等共享的风气。

群里人再多,也无法满足所有想学习尖峰预劈核技术的医师,特别是基层医师的需要。我萌生出一个想法,决定写一本关于尖峰预劈核技术的书,一本不同于一般的专著的书。由于尖峰技术本身就是原创,加上尖峰预劈核处理各种并发症和复杂病例的技巧,书的原创性和实用性更高,特别适合基层医院的医师阅读联系。附带的手术录像资料更有利于基层医院的医师练习。

在此感谢广东省中医院珠海医院的祁勇军主任、北京朝阳医院的肖扬主任、昆明医科大学附属延安医院的杨阳主任、上海同济大学附属东方医院的崔红平主任参与此书的写作。

特别感谢哈尔滨爱尔眼科医院的安小玲副院长,为此书的编写工作付出了大量努力!

由于尖峰白内障技术问世不久,还请广大眼科医师与我交流并指正。

刘保松

2016 年 6 月

目　录

第一章　超声乳化仪的工作原理……………………………………… 1
　第一节　超声能量发生系统……………………………………… 1
　第二节　液流控制系统 …………………………………………… 5
　第三节　玻璃体切割模式 ………………………………………… 9
第二章　超声乳化手术技术的演变………………………………… 11
第三章　超声乳化劈核技术………………………………………… 21
　第一节　劈核技术的种类与比较……………………………… 21
　第二节　超声乳化劈核技术在微切口手术中的应用 ………… 24
　第三节　预劈核技术 …………………………………………… 25
第四章　白内障超声乳化手术的基本操作技术…………………… 29
第五章　人工晶状体屈光度数测算………………………………… 38
　第一节　术前生物学测量……………………………………… 38
　第二节　人工晶状体屈光度数计算公式 ……………………… 40
　第三节　准分子激光近视治疗术后人工晶状体屈光度数的计算 … 42
第六章　尖峰预劈核技术…………………………………………… 46
　第一节　历史回顾……………………………………………… 46
　第二节　水平雕刻技术………………………………………… 47
　第三节　针尖劈核术 …………………………………………… 48
　第四节　尖峰预劈核技术……………………………………… 48
　第五节　尖峰预劈核小切口改良技术 ………………………… 52
第七章　复杂白内障手术技巧……………………………………… 53
　第一节　外伤性白内障………………………………………… 53
　第二节　先天性白内障………………………………………… 60
　第三节　晶状体脱位与人工晶状体脱位……………………… 64
　第四节　与玻璃体切除相关的白内障 ………………………… 69
第八章　超声乳化术中并发症……………………………………… 74
　第一节　切口灼伤……………………………………………… 74
　第二节　撕囊意外……………………………………………… 75
　第三节　后囊膜破裂…………………………………………… 78

第四节　晶状体悬韧带损伤 ……………………………………………… 84

第五节　角膜内皮损伤和后弹力层撕脱 ………………………………… 86

第六节　虹膜脱出及损伤 ………………………………………………… 88

第七节　皮质残留 ………………………………………………………… 89

第八节　驱逐性脉络膜出血 ……………………………………………… 90

第九章　合并青光眼的白内障 …………………………………………… 92

第一节　合并原发性开角型青光眼的白内障 …………………………… 92

第二节　合并闭角型青光眼的白内障 …………………………………… 93

第三节　小梁切除术联合白内障超声乳化吸除及人工晶状体植入术 … 93

第四节　Ahmed 减压阀植入联合白内障超声乳化吸除及人工晶状体植入 … 94

第十章　尖峰撕囊碎核镊预劈核技术 …………………………………… 98

第一节　尖峰撕囊碎核镊技术产生背景 ………………………………… 98

第二节　尖峰撕囊碎核镊预劈核技术 …………………………………… 99

附：Charles David. Kelman 自传摘录 …………………………………… 104

参考文献 ………………………………………………………………… 114

第一章

超声乳化仪的工作原理

目前临床上使用的超声乳化仪种类繁多,但其基本结构相同。超声能量发生系统和液流控制系统是超声乳化仪工作的技术核心。超声能量发生系统由电脑控制,并通过换能器(通常为压电晶状体)将电信号转换为机械能进而在术眼中产生超声能量,超声能量能够克服晶状体的惯性排斥并将其乳化。液流控制系统则能够在一个封闭、稳定的环境中将乳化的晶状体组织清除并以平衡盐溶液取而代之。

第一节　超声能量发生系统

利用超声波能量粉碎乳化并吸除晶状体核的灵感来源于牙科医师应用超声波频率纵向振动金属针头来剔除牙垢。Charles Kelman 正是采用这种原理,将针头的振动和抽吸管道相结合设计出中空的超声乳化针头。

一、超声能量产生的基本原理

(一)换能器

换能器将超声脉冲电信号转换为机械能并在术眼中释放超声能量。主要有磁致伸缩性换能器和压电换能器两种。

磁致伸缩性换能器是基于围绕线圈的层叠磁性薄片,由高频电流通过线圈产生的磁场激发振动。磁致伸缩性换能器的优点为非接触激发,从而避免了电流和换能器接触导致的衰减。这些换能器、耦联结构以及整个手柄都很牢固,可以抵抗机械性损伤,使用寿命长。它们的主要缺点是相对低效。只有一小部分输入能量转换为机械能,大部分转换为热能。温度升高不仅有组织灼伤的风险,同时随着温度的上升换能器效率会下降。

压电换能器以压电逆转现象为基础。压缩的结晶片能够产生电流,反之,电流也可以使这些结晶片伸缩,在高频电流的作用下结晶片以同一频率发生振动。结晶片安装在"角"上,"角"是管径逐渐缩小的一段管道,其末端连接超声乳化针头。"角"的功能类似放大器,可以产生足够的能量进行乳化作用。压电晶状体的优点包括高效率、几乎没有热能的产生、无需额外的冷却。它们体积较小,允许快速运动和精确控制。新机型使用数字输入生成能量,使控制更精确、迅速。许多新的手柄使用多个晶片,从而提高反应性和提供足够的能量乳化成熟的硬核。缺点主要表现在晶片电流连接处以及多层晶片之间的连接处,晶片结构脆性较大,这种特性限制了换能器的寿命,也可能因意外的机械性损伤和产生的振动而变脆和损坏。

（二）调谐

任何物质都有其固定的振动频率，在该频率下它可以自然地振动，这就是所谓的共振频率。在该频率的激发下发生的振动，振幅转换成机械能的效率最高，而其他能量形式的转化（如热能）将减至最低。

在白内障超声乳化操作过程中，针头内部将通过阻力不一致的物质。房水比软核阻力小，而软核比硬核阻力小。因此，随着超声乳化针头通过平衡盐溶液进入硬核，共振频率必须调整，以防止低效乳化。低效乳化将延长超声乳化时间，增大功率，进而增加热量的产生。

所有现代超声乳化系统都有一个内置反馈系统不断进行调整，以调谐振动频率至最佳的共振频率。这是系统中央处理器的一项功能。超声乳化仪读取超声乳化针头阻力变化后，对冲程长度或者频率进行细微的调整。AMO Sovereign 系统每 20 微秒调谐 1 次，在 Alcon Infiniti 系统是 100 次 / 秒。调谐越频繁，乳化效率越高。

（三）超声能量的产生

能量的产生主要依靠冲程长度和频率之间的交互作用。

频率被定义为针头的移动速度，它由机器的生产商决定。目前，大部分机器运行的频率在 28 700~45 000Hz。该频率范围内对晶状体核乳化的效率最高。较低的频率将会导致低效率，而较高的频率则产生过多的热量。如前所述，因为超声乳化针头需要对不同的物质进行操作，所以调谐是至关重要的。计算机能够通过检测负荷的变化识别电阻的改变，从而做出适当的反应，依靠机器内的运算公式对超声乳化针头的冲程长度及频率作出精细的调整。在使用 Alcon Infiniti 超声乳化仪中"智能脉冲"程序时，如果使用的超声能量的冲击持续时间小于 20 毫秒，进行预设能量冲程之前就会产生一个 1/2 预设能量的低功率脉冲（最高功率的 10%）。其作用为感受核碎片的排斥力并调整冲程以提供一个合适的能量。

冲程长度被定义为针头运动的距离。一般为 2~6mil（千分之一英寸）（0.05~0.15mm）。冲程长度过长容易产生多余的热量。冲程长度的大小取决于超声乳化能量第 3 档控制踏板的幅度。踩下踏板可使针头简谐运动的振幅成比例增加。

二、超声能量的生物学效应

超声能量作用于人体组织可以产生一系列生物学效应，其中冲击钻效应和空穴效应是超声能量粉碎晶状体组织主要的生物物理学基础。

（一）冲击钻效应

冲击钻效应能量是超声乳化针头直接作用于晶状体核的机械物理冲击。该效应通过超声乳化针头快速向前加速、克服惯性穿透晶状体核并使针头与晶状体核之间紧密接触而实现。

（二）空穴效应

超声乳化针头在房水中以超音速振动时，将会产生高压和低压区域。低压是由针头向后运动产生的，将溶解在溶液中的气体完全吸出，从而形成 25.4^{-5}mm 大小的微泡。针头向前运动产生了一个同等强度的高压区域，高压区内微泡被压缩并破裂。微泡破裂将产生 7204℃ 的温度和 75 000PSI 的冲击波（图 1-1-1）。所有产生的微泡中 75% 发生破裂，聚集形成强大的冲击波，并沿着超声乳化针头斜面方向放射状向前传播。另外 25% 的微泡太大以至于不能破裂,这些微泡会在冲击波中被消除。空穴效应能量位于超声乳化针头斜面指向的方向,因而术者能控制冲击波及微泡产生的方向。

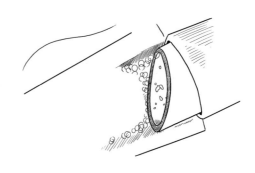

图 1-1-1　空穴效应

超声乳化针头超音速前后振动分别产生高压和低压区域,低压区域内生成的微泡在高压作用下破裂,释放强大冲击波乳化晶状体物质

三、超声乳化能量的释放

超声乳化能量的释放分为连续和非连续两种模式。

在连续释放模式中,踏板进入第3档后即持续有超声能量释放。最常使用的是线性控制方式(图 1-1-2)。线性控制是指在预设范围内,通过调整踏板3档的幅度来控制能量输出的水平,能量输出以百分数表示,100%即为输出能量的仪器额定值。当设定输出能量为80%时,踏板第3档从开始到底的全程会相应地线性变化输出 0~80% 的超声能量。

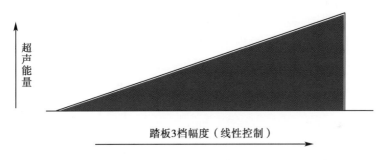

图 1-1-2　连续释放模式

踏板进入 3 档即持续有超声能量释放,线性控制方式中能量随踏板幅度增加而增加

非连续释放模式主要包括 3 种形式——爆破、脉冲和超脉冲。爆破模式是一种能量固定的模式,随着踏板 3 档幅度的加深,间歇期(此期间仅进行抽吸)逐渐缩短,最终过渡至连续超声模式。在脉冲超声模式下,工作期和间歇期均为恒定,随着踏板 3 档幅度的加深,超声能量逐渐增强(图 1-1-3)。所谓超脉冲模式,就是指能量的工作期和间歇期都非常短,标准短脉冲模式为 50 毫秒,而超脉冲只有 5 毫秒。

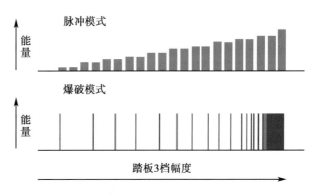

图 1-1-3　非连续释放模式

随着踏板 3 档幅度的逐渐加深,脉冲模式中超声能量逐渐增强,爆破模式中能量维持恒定而能量释放间歇期逐渐缩短

四、超声乳化能量的调整

超声乳化过程最理想的效果是使用尽可能小的能量来实现对核的乳化。多余的能量强

度产生的热量会导致继发性组织损伤,额外的空穴效应能量也会损伤角膜内皮细胞、虹膜并破坏血-房水屏障。超声乳化能量的调整可以通过改变超声乳化能量的大小、持续时间、传递方式来实现。

(一)调整超声乳化能量的大小

超声乳化针头的冲程长度与其所释放的能量成正比。冲程长度由踏板3档的幅度来控制,当设定为线性的乳化模式时,踩下踏板能够增加针头的冲程,也意味着能量的加大。

(二)调整超声乳化能量的持续时间

使用超声乳化能量的持续时间对传递到眼前段的总能量有着显著的影响。这就需要使用能量调制。例如,连续超声模式使用1分钟,那么有效超声乳化时间就是1分钟;而如果设定为每秒10个脉冲的脉冲模式,那么有效超声乳化时间就是30秒,传递到眼前段的能量就是连续超声模式的1/2。

在超声乳化操作如劈核时,采用脉冲模式下尽可能短的工作时间,可以减少作用于眼前段的能量。另外,利用脉冲或超脉冲模式吸除表层核提高了手术操作的安全性。当表层核被乳化吸除后,由于浪涌的缘故,后囊膜就暴露在超声乳化针头处并且可能靠近针头。利用脉冲模式可以维持较深的前房以便操作,这是因为脉冲模式下能量持续时间和间歇期交替存在。在无能量的间歇期,表层核向超声乳化针头靠拢,出现阻塞,抽吸停止。在开始下一次脉冲能量之前灌注液加深前房,这样能够维持更深、更稳定的前房。

Abbott Medical Optics(AMO)引入了超脉冲超声乳化WhiteStar系统。在这个系统里,短促的能量爆破之间存在极短的抽吸间期。这些爆破能量释放的开/关时间关系称为"占空比"。在一个脉冲周期中,能量激活的时间仅占整个周期的一部分(图1-1-4)。例如:一个占空比是50%的脉冲,开/关时间可能是4毫秒开/8毫秒关,或6毫秒开/12毫秒关。对于前者脉冲周期是12毫秒,而后者是18毫秒。可以看出相同的占空比下,超声能量激活时间可能有很大不同。占空比的设置取决于术者。Alcon Infiniti系统超声能量最高脉冲频率设置为100pps,占空比为5%~95%;而B&L Millennium超声能量最高脉冲频率为120pps,占空比为10%~90%。

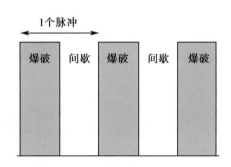

图1-1-4　占空比

一个脉冲周期中爆破时间和间歇时间交替,构成不同的占空比

(三)调整超声乳化能量的传递方式

通过选择不同的超声乳化针头可以改变超声能量的强度、流量或两者的结合。正如前面所提到的,能量聚集在超声乳化针头斜面方向。0°针头直接在它前面聚集冲击钻效应和空穴效应。30°针头则将能量聚集在超声乳化针头开口30°方向。Kelman针头在针头杆部拐角前方提供大范围、强力的空穴效应力量。这种超声乳化针头最适于硬核超声乳化。喇叭口型超声乳化针头空穴效应能量位于针头斜面开口处,因此超声能量的聚集度高,针头的宽开口使碎片处理更容易。针头的窄"颈"像一个节流阀,通过增加流出阻力从而减少浪涌的出现。

对超声波波形进行优化能够改变超声能量的释放方式,有助于乳化白内障碎片的同时改进核块的跟随性。传统的超声波波形是方形,B&L Millennium应用的是"圆形波"。这种调整改变了超声波脉冲的轮廓,所以在脉冲周期模式下脉冲可以从低能量开始逐渐强化到最大预置能量,低能量增强了核碎块向超声乳化针头的移动,从而更易引起堵塞,高能量则增强核碎块的乳化能力。AMO Sovereign 和 Signature 系统设计了一种称为 ICE(增强控制和效率)的脉冲方式:在每个超声脉冲初始有一个极短的微爆破能量,这个"冲击"幅度可以达到脉冲总能量的 12%,当超声能量增加时,它可以增加、减少或保持不变。其目的在于当超声乳化针头工作时,使碎片与针头保持细微的距离,这样就可以有效地乳化碎片而不发生阻塞(图 1-1-5)。

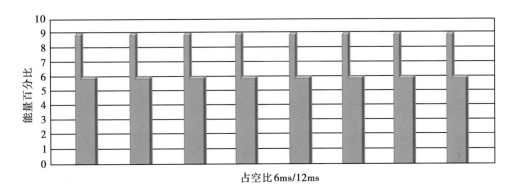

占空比6ms/12ms

图 1-1-5　Whitestar® ICE 模式
每个脉冲初始有一个极短的微爆破能量,使碎片与针头保持细微的距离,避免发生完全阻塞

扭动模式超声乳化技术是 Alcon 公司在 Infiniti 机器上研发出的超声乳化针头可做侧向扭转运动的技术。OZil 扭动超声手柄既有纵向运动又有扭转运动。纵向运动就如同以 40kHz 频率震动的标准超声乳化针头。扭转运动则是以 32kHz 频率、振幅为 1 个弧度进行的扭转振动(图 1-1-6)。扭转运动可以随手术不同时机的需要单独使用或与纵向运动联合使用。它需要使用 15° 或 30° 的 Kelman 超声乳化针头来提高乳化效率。扭转运动将最大程度减少核块震颤,增加核块跟随性。但是,在偶然情况下,低功率超声乳化会导致晶状体核碎屑阻塞超声乳化针头,该情况下可以改用纵向超声模式进行乳化。

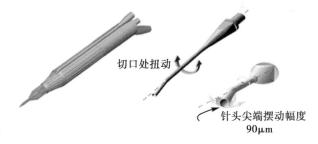

切口处扭动

针头尖端摆动幅度 90μm

图 1-1-6　扭动模式
OZil 扭动超声手柄,Torsional 针头

第二节　液流控制系统

液流控制系统的基本作用就是保持液体流入和流出的平衡,维持恒定的前房容积,从而形成一个稳定而深的前房,同时,保持眼内压在生理范围之内。

一、灌注

灌注压是驱动液体流动的压力差。在重力灌注系统中,输液瓶与术眼之间的高度差产生灌注压。在输液泵系统中,输液泵的工作压力决定灌注压。

当机器的流速增加时,从前房流出的液体流量也相应增加,这要求灌注量相应增多以维持眼内环境的稳定性。因此,当机器的流速增加时,灌注瓶的高度也应升高,否则就会发生前房不稳定。灌注管的直径和弹性在灌注压调控中没有太大的意义,因为重力势能和动能的大小在灌注瓶方面很少发生改变。

二、抽吸

抽吸系统能够清除眼内乳化的晶状体组织,同时平衡灌注压力以保持眼内压维持在生理范围之内。

(一) 抽吸设置

包括抽吸速率和抽吸水平。

抽吸速率:即流量,是指每分钟通过抽吸管道的液体体积,以立方厘米/分钟为单位(ml/min)。在蠕动泵中抽吸速率取决于泵的转速。流量决定着超声乳化针头把物质吸引至针头前端的力量。流量的调整可影响前房内超声乳化的速度。因此,如果超声乳化过快,应减慢流速;相应地,如果超声乳化速度太慢,则应增加流速。

抽吸水平:即负压,以毫米汞柱(mmHg)为单位计量,它定义为管道内产生的负性压力。一旦超声乳化针头阻塞,负压决定了超声乳化针头对核块握持力的大小。

(二) 负压的形成

负压的形成源于负压泵。负压泵有3种类型:流量泵、真空泵以及混合动力泵。

流量泵的代表是蠕动泵。该泵由一系列的滚珠组成,可持续挤压抽吸管道,使管道内液体单向流动形成负压。泵的转速决定了流量。该泵的重要优势之一是可以独立控制抽吸速率和抽吸水平(图1-2-1)。

真空泵的主要代表是文丘里泵。在文丘里泵中,压缩气体通过文丘里管时产生负压,与文丘里管相连的钢性集液盒连接到抽吸管道(图1-2-2)。压缩气体通过文丘里管的速度形成了不同水平的负压,再将负压通过集液盒传输到抽吸管道,这就形成了不同的负压值。真空泵可以直接控制负压水平,而流量则依赖于负压水平设置,因此,该泵无法独立控制抽吸速率。

泵的基本类型经过现代化改进,促进了新的类型的产生,即混合动力泵。该泵通过涡流槽和涡流杆之间特定的运动方式挤压液流产生负压,能够同时

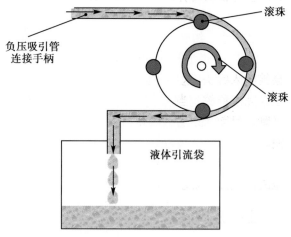

图 1-2-1 蠕动泵
由一系列的滚珠组成,可持续挤压抽吸管道,使管道内液体单向流动形成负压

像真空泵或流量泵一样工作,具有很好的灵活性和响应能力。混合动力泵的代表是 Allergan Sovereign 蠕动泵或博士伦公司 Concentrix 泵。某些机器(如 AMO Signature 和 B&L Stellaris)会提供两种泵以供术者选择。

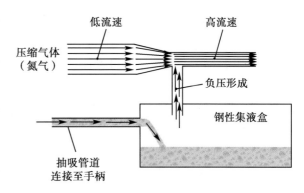

图 1-2-2　文丘里泵

压缩气体通过文丘里管时产生负压,并通过钢性集液盒抽吸管道

(三) 流量控制

精确控制抽吸量非常困难,因为在超声乳化手术当中存在很多因素会影响液体流出的体积和流速,这些因素包括切口大小、超声乳化针头的直径、套管直径、泵的类型和设置、抽吸管道的直径和顺应性等等。此外,计算机软件的设计在控制流出量和流速上也有重要作用。

切口大小是决定液体流出量的一个重要变量。这其实是套管 - 切口相互关系所控制的泄漏量。切口大小的选择要建立在超声乳化针头和套管的选择上。这样可以在尽量减少切口液体泄漏的同时提高前房稳定性。如果对选定的超声乳化针头和套管而言切口过大,导致过多液体流出,就需要增加液体灌注量以维持前房深度。增加灌注流量不仅损害角膜内皮细胞,且术中进一步改变灌注流量会导致前房容积的突然变化,这会造成前房不稳定,并增加后囊膜破裂的危险。如果切口太小,套管被压迫变形,会导致灌注量不足从而使前房稳定性下降,此外,灌注量减少时冷却能力下降,可能会引起切口灼伤。

在整个超声乳化过程中需要平衡几个方面的作用:使核碎片远离超声乳化针头的超声乳化能量的作用、吸引核碎片向超声乳化针头移动的抽吸作用以及将核碎片握持在超声乳化针头的负压的作用。一般而言,低流速减慢眼内操作,而高流速高负压则加快眼内操作。在对较硬或较大的核刻槽时,低流速低负压有利于避免损伤邻近的虹膜或前囊膜组织,而在超声粉碎核块时,高流速高负压有利于增加对核块的握持力,提高手术效率。

三、泄压

通常在超声乳化或灌注和抽吸(irrigation/aspiration, I/A)过程中,有些不希望抓到的组织会被吸入针头,这些被吸住的物质需要立即释放。而泄压装置正是通过降低抽吸管道的负压来完成释放。当术者从 2 档或 3 档抬起脚踏,泄压装置就会启动,空气或液体就会流入抽吸管。目前大多数装置使用液体达到泄压的目的。液体流入到抽吸管中,从而降低负压并使不需要的物质释放。

有些机器,为了获得选定的负压水平也会启动泄压装置。可控的泄压装置阻止更高负压的产生并按要求保持预设的负压水平。

四、双手灌注和抽吸

灌注和抽吸分离的双手套管由 Peter Brauweiler 引进欧洲,目前已经被广泛接受。在该项技术中,用类似穿刺口的小切口放置套管。小切口和更小的套管可控制液体进出流量,从而保证前房的稳定性。交换双手套管就能到达操作困难的皮质区域。双手技术尤其适用于复杂状况下皮质的移除。当后囊撕裂时,可以通过调整抽吸针头的位置和减少前房内液体波动,最大限度地减少玻璃体前界膜破裂而需行玻璃体切除术的风险。此外,在悬韧带断裂的病例中,抽吸套管灵活的可操作性可以安全有效地吸除皮质从而避免悬韧带的进一步破坏。

五、浪涌

(一) 浪涌的成因

当超声乳化针头阻塞时,液流立即中断,负压快速上升到最大预设值。阻塞的碎片被乳化后,阻塞解除,在高水平负压下流量立即恢复到预设值。此时会产生一个从眼前段到超声乳化针头的急速液流,而向前房内灌注的液体暂时不能快速填充前房。因此,后囊膜随着前房变浅快速向超声乳化针头移动,角膜也常常发生塌陷。后囊膜被吸附或是核碎片周围的囊膜突然被强力拉伸,都可能导致囊膜撕裂。此外,如果抽吸管道没有强化以防止塌陷,在阻塞时管道将会收缩变窄;当阻塞解除时管道又会扩张,这种扩张也是产生浪涌的一个额外因素。

(二) 浪涌的控制

浪涌会增加后囊膜破裂以及眼内其他邻近组织损伤的机会,是任何一名术者都不愿意看到的事情。术者和制造商会考虑改进液流控制系统和超声乳化能量释放模式来减少浪涌的发生。浪涌产生的主要原因是阻塞解除,主要的技术改进都围绕着阻塞和阻塞解除的不同时期而开展。

1. 预阻塞期　以往,唯一控制浪涌的方法是选择低流量和低负压来减轻完全阻塞解除后的前房塌陷。这种做法减低了抽吸流量和对核块的握持力,延长了手术时间。为了提高手术效率,目前预阻塞期减少浪涌最有效的方法不是对液流的调整,而是对能量释放模式的调整。

微脉冲模式是一项技术革新。有能量的极短脉冲后紧接着有一个无能量的间歇期,间歇期内只有抽吸,这有助于在不堵塞超声乳化针头的情况下更好地握持核碎片。因此,在该能量模式中,乳化是在针头没有阻塞的情况下通过冲击钻和空穴效应结合完成的。没有完全堵塞就不会产生浪涌。微脉冲技术是 AMO 的一项专利发明,最早用于 Sovereign Whitestar,现在所有的机器制造厂家都可以提供。

2. 阻塞期　阻塞期减少浪涌的技术改进主要集中在液流控制方面。

第一种方法是 ABS 超声乳化针头(Alcon)的使用。这个针头杆部钻有 0.175mm 的孔。当针头阻塞发生时,液体会通过该孔流入(图 1-2-3)。液体流量取决于负压和流量的设置。例如,负压为 50mmHg 时该孔的流量是 4ml/min,当负压是 400mmHg 时,流量是 11ml/min。由于该孔始终保持一部分液流,实际上不会完全阻塞,这就防止了负压过高,从而降低了阻塞解除后的浪涌。

第二种方法是 AMO Sovereign/Signatrue 和 B&L Millennium/Stellaris 使用的蠕动泵(advanced fluidics system)以及 Alcon Infiniti 的动态上升功能(dynamic rise),可以实现对负压上升时间的调整。在阻塞期

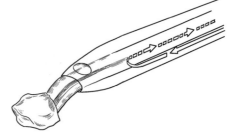

图 1-2-3　ABS 超声乳化针头

杆部钻有 0.175mm 的孔,当针头阻塞发生时,液体会通过该孔流入,防止了负压过高

通过降低泵速,降低高负压上升速度,从而减少浪涌。

第三种方法是由 AMO 和 B&L 研发的双线性脚踏板。通过脚踏板的侧向偏移,将超声能量和抽吸功能的控制独立开来(图 1-2-4)。线性负压设置能使负压调整到恰好引起堵塞的水平,但是又不会太高,从而极大降低了阻塞解除后的浪涌。这一负压控制方法对阻塞期与阻塞解除期均作出了调整。

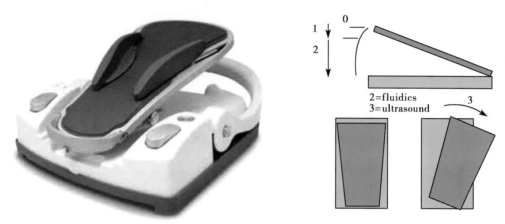

图 1-2-4　双线性脚踏板
通过脚踏板的侧向偏移,将超声能量和抽吸功能的控制独立开来

3. 阻塞解除期　曾经有一种控制浪涌的方法是在整个阻塞期使用前房稳定器。这种恒流装置在超声乳化的全过程起到了加深前房的作用以减轻阻塞解除时因快速的液体外流而引起的前房塌陷,但是效果不明显。

目前,当完全阻塞发生时,通过瞬间降低负压或流量来降低超声乳化针头的抽吸量是一种很有力的降低浪涌的方法。这种类型的浪涌控制方式最早见于 AMO Sovereign。在这台机器中,微处理器每秒采集负压和流量参数 50 次,可以"真实"地模拟前房。浪涌的时候,机器可以感知流量的增长并即时地降低泵速或通过泵的反转来终止浪涌的产生。此外,该装置有程序控制的阻塞阈值设定。当负压达到这一阈值,该程序会启动一个新的流量能量模式。与此同时,脉冲频率可以自动降低,从而进一步稳定前房。不断改进的数字控制系统可在极短的时间(如 26 毫秒)内将负压下降到预设的负压值,下降时间短暂,高水平的负压还来不及形成,从而阻止了浪涌的发生。

4. 管道顺应性　管道的厚度和硬度以及管内径决定了超声乳化过程中液体流动时管道的塌陷和扩张能力。如果在高负压时管道发生塌陷,那么当超声乳化完成时管道就会扩张,前房液体流出量增大,这种管道的瞬间扩张是阻塞解除期浪涌发生的额外因素。管道顺应性越低,当超声乳化针头阻塞和负压升高时发生管道塌陷的可能性就越小,有利于减少浪涌的发生。

第三节　玻璃体切割模式

很多机器都带有玻璃体切割模式。它们使用与超声乳化同样的灌注抽吸管道并与玻璃体切割头相连接,如果玻璃体切割头是由压缩空气驱动,它需连接于机器附带的压缩空气管道。

玻璃体切割模式有 3 种,分别为旋转切割、摆动切割和垂直切割。

旋转切割头有一块或几块锋利的刀片,其驱动力为电力。这些刀片潜在的问题是多次使用后会变钝,或者是切割刀片排列出现问题,在没有切割的情况下刀片的旋转可以把玻璃体吸进器械,结果造成玻璃体缠绕,这往往是术后玻璃体牵拉的原因,并引起黄斑囊样水肿或视网膜脱离。

摆动切割头功能类似于旋转切割头,但不是 360° 旋转,而是在旋转 180° 后反方向旋转。它们使用电力驱动。由于没有完全旋转,因而不会使玻璃体缠绕,使用更安全。它们通常是重复使用的,因此需要定期保养。

垂直切割头是目前最流行的玻璃体切割头。该刀片在抽吸管道的纵轴上下移动。其驱动力是压缩空气,压缩越强切割刀的切割能力越强。当压缩空气流量停止,内置的弹簧驱使刀片松开。这些刀片切割玻璃体很干净,不会产生玻璃体缠绕。

(元 力 肖 扬)

第二章

超声乳化手术技术的演变

1967 年 Kelman 医师的第一例超声乳化手术标志着新时代的纪元，而 1970 年商业化 Kelman-Cavitron 超声乳化仪的上市则标志着这一时代的真正来临。近半个世纪以来，一代代工程技术人员在工业技术范畴不断提升设备的性能，一代代眼科医师则不断在手术技巧的领域持续追求完美，才使得今日的白内障手术成为整个医学领域最为有效、最为高效的治疗手段，正如 Kelman 所述："虽然，我发明了超声乳化仪，但是，只有当越来越多的人参与到这一技术革命中来的时候，才真正产生了愈来愈多的新想法、新思路。"

现代超声乳化手术技术的进步、演变主要集中在：切口的构建（incision construction）、连续环形撕囊（continuous curvilinear capsulorhexis，简称 CCC）、水分离（hydrodissection）和水分层（hydrodelineation）以及碎核技术（nucleofractis techniques）等方面，逐一回顾如下：

一、超声乳化先驱

超声乳化发明人 Kelman 医师采用单手前房内超声乳化手术技术，他认为这是最容易被当时的医师所掌握的方法。尽管 Kelman 建议初学者采用以角膜缘为基底的、4mm×4mm 的三角形瓣状巩膜切口，他本人则采用锋利的外科刀片制作 3.2mm 的角膜缘切口，Kelman 认为这样的切口直视性最好，而巩膜隧道切口则会干扰前房内超声乳化进程并增加后囊膜撕裂的风险。他采用双刃的 Kelman 灌注截囊刀自 6 点瞳孔缘附近钩住前囊，小心拉向 12 点切口方向，进行较大的三角形或"圣诞树"样的前囊开窗（图 2-0-1），所形成囊瓣基底在上方，随后囊瓣被拖出切口予以剪除；如果有必要，他会在 5 点和 7 点位置重复行囊膜切开以扩大开窗。此后，Kelman 利用截囊刀像"轮胎撬杠"一样分别在 3 点和 9 点位钩住晶状体核晃动，直至将其脱位至前房。随后用 Kelman 牛角面包法（croissant）（图 2-0-2）或旋转木马法（carousel）（图 2-0-3）在前房内乳化晶状体核。Kelman 认为前房内乳化操作后囊破裂风险低，必要时则比较容易改为囊外摘除手术。在那个时代，尚没有闭合式玻璃体切割手术，晶状体核坠落就意味着视功能的丧失，因此保持后囊完整至关重要，这也是 Kelman 进行前房手

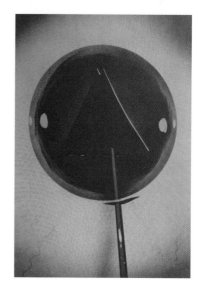

图 2-0-1 三角形或"圣诞树样"前囊开窗

11

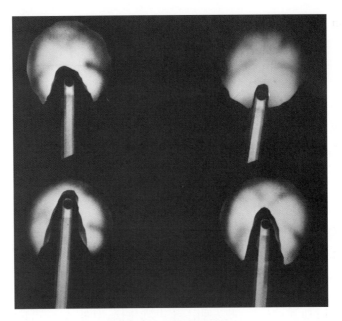

图 2-0-2 牛角面包法

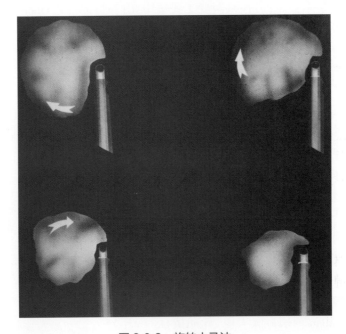

图 2-0-3 旋转木马法

术的重要原因。

对于 Kelman 牛角面包法(见图 2-0-2),他采用 15°斜面朝上的超声乳化针头,自晶状体核后表面吸住上极,去除一个很大的楔形核块后形成牛角面包的形态,之后降低能量把中间的下极慢慢切断,以免误伤下方虹膜,接着再次降低能量以防止角膜内皮细胞损伤,进一步乳化吸除残存核块。而旋转木马法(见图 2-0-3),是一种由外向内的核乳化吸除方法。

Kelman 以 Kelman Phacoemusification（KPE）命名他的手术方式。在 1973~1979 年间，该手术方式被广泛使用。但也存在一些问题：如角膜内皮损伤、较硬的或棕色的晶状体核无法用超声能量粉碎等，因此限制了 Kelman 超声乳化手术的普及。

20 世纪 70 年代早期，Robert Sinskey 发现较软的晶状体核无法脱出至前房，于是率先采用单手后房内超声乳化手术方式。在大的开罐式截囊后，同样采用 15°超声乳化针头，在后房向下雕凿晶状体核直至接近后囊，形成"核碗"样结构，前房随之不断加深，随后吸除周边的核壳，如此在囊袋内、前房最深处完成了超声乳化手术。该手术方式明显降低了对角膜内皮的损伤，是囊袋内超声乳化手术的原型，但存在后囊膜破裂、前囊膜撕裂的风险。

同一时期，Little 和 Kratz 使用第二器械，形成双手超声乳化（two-handed emulsification）手术方式。两者的区别在于：Little 将虹膜恢复器和超声乳化针头均自 12 点位切口进入前房完成手术，而 Kartz 建立了侧方 3 点位第二切口（side-port second incision），第二器械自侧切口进入前房，与超声乳化针头配合完成手术。同时，为了减少对角膜内皮的损伤、保护后囊膜，Kratz 提出了"虹膜平面超声乳化（iris plane phacoemulsification）"的理念。

Kratz 的学生 William Maloney 将 Kratz 的虹膜平面双手超声乳化手术方式进一步系统化，演变为"超声乳化手术三步法课程（Three Steps to Phaco）"。这一手术操作程序一度被作为标准手术操作方式，广泛普及。许多创新性手术技巧都是在此基础上发展起来的。

二、切口构筑

在 20 世纪中后期，美国和欧洲的大部分白内障手术是采用经结膜瓣下角膜缘板层切口的白内障囊内摘除术。随着白内障摘除术的进展，构筑更小的切口是必然的发展趋势，同时切口位置逐渐从上方巩膜转移到颞侧透明角膜。

Kratz 被认为是第一位将切口从角膜缘向后移至巩膜的眼科医师，这种方法可增加切口前后唇的对合、接触面积，有助于切口愈合，降低手术源性散光。Girard 和 Hoffman 首先将这种后移的巩膜切口命名为巩膜隧道切口，并且与 Kratz 共同提出，巩膜隧道切口末段应行经透明角膜进入前房，这一内切口的后唇构成角膜"隔板"（corneal shelf）样结构，可有效防止虹膜脱出。Kratz 的学生 Maloney 也提倡角膜"隔板"的切口设计，称这种切口闭合牢固且水密性良好。

McFarland 在 1989 年将角膜"隔板"切口构筑应用于其巩膜隧道切口，并且发现在超声乳化、人工晶状体植入后切口并不需要缝合。1990 年，Ernest 意识到，McFarland 构建的长巩膜隧道，以关键性的透明角膜入路为终点，Ernest 提出假设：隧道内口的角膜后唇（corneal lip）形成了单向阀门样结构，从而揭示了切口自闭的机制。

巩膜隧道切口的缺点主要有：需制作结膜瓣、需局部电凝止血、需进行繁复的巩膜层间分离等等。最为关键的是，巩膜隧道形成"船桨架"样作用，影响到超声乳化针头的操作灵活性，容易造成角膜的变形而影响直视。可通过更小切口植入的折叠型人工晶状体的出现，无疑是由巩膜隧道切口向透明角膜切口过渡的最强劲推动力。

在现代透明角膜切口流行之前，已经有很多手术医师喜欢采用这一解剖位置的入路进行白内障手术。1967 年，德国的 Harms 和 Mackenson 发布了采用透明角膜切口的白内障囊内摘除技术。1968 年，Kelman 称最好的白内障手术方法是采用透明角膜切口、三角形前囊膜开窗、后房内刻槽并碎核的超声乳化手术。Troutman 是早期提倡采用透明角膜切口来控制白内障手术源性散光的医师。尽管需要扩大切口来植入人工晶状体,英国的 Arnott 仍然使用钻石刀制备透明角膜切口进行超声乳化手术。比利时的 Galand 利用透明角膜切口、信封式截囊进行白内障囊外摘除手术,南非的 Stegman 也长期使用这一入路。但是,这些先驱的透明角膜切口入路与现代透明角膜切口技术在自闭性方面存在着本质区别。

1992 年,Fine 开始常规使用透明角膜切口技术。最初 Fine 对 Shepherd 的水平褥式巩膜隧道切口缝合技术进行了改进,采用了"Infinity"缝线关闭透明角膜切口,该缝线与角膜缘呈切线方向安置,纵剖面上跨越切口前后唇,形状类似于数学符号无限大"∞",因此而得名。但这种缝合方式很快被自闭性无缝线透明角膜切口所替代。1992 年 4 月,Fine 在美国白内障和屈光协会年会(the American Society of Cataract and Refractive Surgery,简称 ASCRS)上展示了其自闭式颞侧透明角膜切口技术。日本的 Kimiya Shimizu 可谓现代超声乳化白内障手术透明角膜切口的最有影响力的倡导者。在美国,越来越多的手术先驱,包括 Williamson、Shepherd、Martin 和 Grabow 使用这一切口技术,自此,这种自闭性透明角膜切口的安全性获得了证实,在世界范围内开始流行。

Rosen 通过角膜地形图研究发现,透明角膜切口宽度在 3mm 或以下时,不会引起明显的散光。这一发现激发了越来越多眼科医师的兴趣,这意味着在白内障手术同时,采用 T 型切口、弓形切口和角膜松解切口进行散光控制技术具有更好的预测性。

颞侧透明角膜切口还有其他许多优点:能更好地保护上方已有的滤过泡,或为未来的滤过手术预留空间;不容易受瞬目和重力影响,屈光状态稳定性增加;易于操作;无需牵引缝线,减少医源性上睑下垂的风险;更有利于通过外眦角进行废液引流。

Fine 首先描述使用 3mm 钻石刀制作的单平面(single-plane incisions)切口。通过辅助切口注入黏弹剂提高眼内压后,将钻石刀置于角膜缘血管弓前缘,利用刀片下压从而压平组织,沿角膜平面推进钻石刀,当距刀尖 2mm 的两侧刀肩接触切口外缘时,转折向后运刀切开角膜后弹力层,这一方法称为"压陷—下压技术"(Dimple-Down Technique),当刀尖进入前房后,前端刀刃回到原来的平面以直线形切开角膜后弹力层。

Williamson 率先采用 300~400μm 较浅沟槽(外切口)的透明角膜切口技术,他认为该切口隧道的前唇较厚,从而减少了前唇撕裂伤的风险。Langerman 随后描述单一铰链式切口(single hinge incision),其外切口深度达到角膜厚度的 90%,或 600μm,然后在角膜沟槽内稍浅的位置开始制作隧道,并认为这种切口可抵抗外力作用不易变形。

还有医师将白内障手术切口构筑与角膜屈光手术切口相结合。Fine 使用颞侧透明角膜切口,并用 Feaster 刀在 7mm 光学区做一或两个 T 形切开,以矫正术前已经存在的散光。其他医师,如 Lindstrom 和 Rosen 将白内障角膜切口旋转至角膜陡峭轴线上(the steep axis),通过降低这一轴线的曲率矫正散光。Gills 和 Nichamin 普及推广的角膜缘松解切口则是通过另一种方式减少术前已存在的散光。

除了切口构筑的手术技巧在不断进步外,不同厂商在刀具上也展开了独具匠心的设计。比如,Rhein Medical 开发的"三维刀"(3-D blade)(图 2-0-4),其前、后刃面具有不同坡度、形状,这一设计使得医师只需要找准切口起点位置、在角膜平面运刀即可,角膜组织的阻力会使得刀具有"自潜"特性进入前房从而制备出理想的切口:内外切口均呈直线形、隧道长2mm,这样,在制作切口时就无需下压刀尖或改变运刀角度,以防止组织扭曲变形。

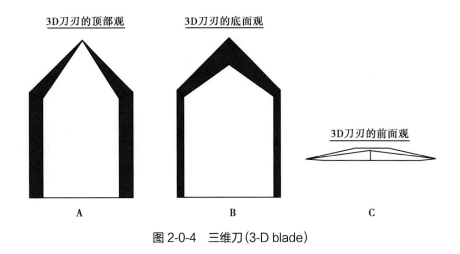

图 2-0-4　三维刀（3-D blade）

手术结束前，在透明角膜切口隧道的两侧壁注水，使得角膜基质肿胀有助于切口对合，随后完整的角膜上皮层以及角膜内皮细胞的脱水作用参与形成的静水压力梯度是维持伤口密闭的关键机制，因此，除切口三维构建外，保护好切口部位的角膜上皮和内皮对于切口自闭尤为关键。

三、连续环形撕囊

囊膜开窗技术：20 世纪 60 年代是白内障囊内摘除术的黄金时期，晶状体由囊镊或晶状体吸盘（erysiphake）摘除，随后冷冻法和 Alpha-糜蛋白酶法开始流行。Kelman 超声乳化手术的诞生第一次重新引领白内障手术回归囊外摘除的方式。Binkhost、Choyce 等人推动了人工晶状体的复兴，由于需要扩大切口才能植入人工晶状体，淹没了超声乳化手术小切口的优点，计划性囊外摘除技术受到追捧，包括囊膜开窗在内的手法囊外摘除的技巧得以发展。最初推荐较大面积的囊膜开窗，随后发现残存前囊膜与后囊膜的粘连形成三明治样作用，有利于人工晶状体襻的固定。

Kelman 最初是采用一种钝的截囊刀，在晶状体前囊作三角形或"圣诞树"样撕囊孔（见图 2-0-1），随后利用截囊刀像"轮胎撬杠"一样将晶状体核脱位至前房内进行超声乳化。但大多数囊外摘除手术医师喜欢环形前囊切除技术（Circular Anterior Capsulectomy）。

1979 年，Baikoff 和 Sourdille 发明了"邮筒"或"信封"式截囊技术（Letter-Box or Envelope Technique），囊膜开窗类似于邮筒的投信口或撕开的信封，但这一技术不适用于超声乳化手术。而在此之前，Little 和 Pearce 发明了开罐式截囊术（Can-Opener or Multipuncture Capsulotomy）。开罐式截囊术是使用截囊针在前囊膜上沿环形轮廓做出多个间断的穿刺点，从而可以精细地控制囊膜切除的直径大小和前囊膜瓣的形状，这一技术成为当时世界上最流行、最广泛使用的技术。多年以来，眼科医师认为开罐式截囊可满足白内障囊外摘除和超声乳化手术所需。而与此相关的 IOL 移位（malposition）、偏心（decentration）等问题随后才被意识到。1991 年，Wasserman 对尸眼的研究发现，前囊一个或多个 V 形撕裂可延伸至赤道部，从而直接导致 IOL 的不稳定和移位。

1983 年，Howard V. Gimbel 观摩 James Gills 手术时发现，Gills 用剪刀在囊膜上剪开一个小口，然后像使用镊子一样撕出一个短弧，由此启发 Gimbel 发明了新的囊膜开窗方法。

Gimbel 当时并不常规使用黏弹剂,而是采用带灌注的截囊刀,为防止灌注液湍流造成的囊瓣随意飘动,他首先制作出多段弧线形撕开,彼此间间隔以未撕开的囊膜作为"固定桥",随后将其首尾相连,这就是连续环形撕囊的雏形。Gimbel 命名为"Continuous Tear Capsulotomy",并将其 1000 余例手术结果在 1985 年的 American Intraocular Implant Society 的电影节上报道。当 Gimbel 常规使用黏弹剂之后,他改为连续撕扯,并且这一操作为俄亥俄州的 Peter Utrata 发明的撕囊镊进一步简化。德国的 Thomas Neuhann 和 Tobias Neuhann 兄弟与 Gimble 同期发明了类似技术,Neuhann 用针头在囊膜上完成穿刺后进行双方向撕扯,完成连续环形撕囊,取名"Capsulorhexis",并在 1985 年的 German Society of Ophthalmology 大会上进行了报道,其后发表于德国医学期刊(German Medical Journal)。"rhexis"为希腊语后缀,意思是"撕开、撕扯"。为了更为确切地定义这一技术,保留不同发明人命名这一技术的由来,Gimbel 和 Neuhann 共同决定命名这一技术为"Continuous Curvilinear Capsulorhexis",即今天广为使用的连续环形撕囊术。1986 年北达科他州的 Calvin Fercho 在休斯敦举行的 Welsh Cataract Congress、1987 年日本的 Kimiya Shimizu 在 Japanese Ophthalmic Surgeons 会议上也报道了类似囊膜开窗技术。1988 年,Gimbel 还进一步针对复杂性、挑战性病例发明了两步法连续环形撕囊术(Two-Stage Capsulorhexis)。1987 年起,Gimbel 发明后囊连续环形撕囊术(Posterior Continuous Curvilinear Capsulorhexis,简称 PCCC),用于后囊浑浊斑块、后囊撕裂以及儿童白内障患者。

连续环形撕囊术的出现不仅迎合了 20 世纪 80 年代单平面盘状襻以及"J"襻人工晶状体植入的需要,还使得随后逐渐兴起的超声乳化技术更为安全,并衍生出囊袋内碎核技术、光学部夹持技术(Optic Capture)、晶状体上皮细胞清除技术等崭新应用。

1998 年 Horiguchi 的吲哚菁绿、1999 年 Melles 的台盼蓝囊膜染色技术以及其他辅助撕囊技术的出现,大大提高了特殊病例连续环形撕囊的成功率,为挑战极端病例创造了条件,降低了超声乳化操作的风险。

四、水分离和水分层

(一)水分离

1984 年,Fraust 描述了水分离技术。在白内障手术中,传统意义的水分离是指将液体注入晶状体皮质,使晶状体核与晶状体皮质和囊膜分离。随着 CCC 与超声乳化技术在白内障手术中的日益广泛应用,水分离已成为术中重要的步骤。它可使晶状体核在囊袋内更好地旋转、游离,便于分解(disassembly)和移除(removal)。经过水分离,当晶状体核移除后,皮质的清除过程将成为独立的一步手术操作,用灌注吸引手柄即可进行。

Fine 在与 Maloney 和 Dillman 一起工作的过程中,发明了一种特殊的水分离技术。1991 年,Fine 首先描述了这种被称为皮质剥离式水分离的技术(Cortical Cleaving Hydrodissection)。这一技术可使晶状体皮质自囊膜剥离,并附着于表层核上,避免了白内障术中将皮质清除作为单独的一步,从而减少了因抽吸皮质导致后囊膜破裂的风险。为此,Fine 采用了 5~5.5mm 直径的较小的撕囊孔,较多残留的前囊膜边缘将有助于这一操作,将水分针头贴近囊膜内侧面,如帐篷样轻轻抬起囊膜,使得囊膜离开皮质,在接近赤道的位置开始持续轻柔注水,液波会贴着囊膜内侧面漫延从而分开后囊膜与皮质,液波随后会受赤道部皮质与囊膜紧密联系的影响,形成暂时性的术中囊袋阻滞综合征,晶状体核轻微前移位,撕囊孔略微扩大,此时按压晶状体中央部分,使得液体通过囊袋隐窝、前囊膜下以及撕囊孔而溢出,从而将晶状体赤道部以及残存前囊膜下的皮质与囊膜彻底分离开来,随后可在对侧重复这一系列操作。成功完成水分离的标志是核-皮质的复合体能够被轻松旋转。

(二) 水分层

水分层泛指致密的晶状体内核层与外周一层或多层表层核层或核周组织相分离。Anis首先使用了这一概念,主要是通过向晶状体核块内加压注入平衡盐溶液来进行。水分层在核不同层次的环周或周界进行了分离,具有以下优点:对晶状体核进行了体积上的减容,从而可减少 50% 的超声乳化能耗;无论采用哪种核裂解方式,核雕刻不必太深、沟槽不必太长、不必太靠周边,或者分开、劈开的核块更小、更容易游离而被吸除;分核或劈核的操作可限制于核上皮质壳内,从而核上皮质可起到保护垫的作用,并支撑囊袋防止囊膜突起而被误吸。

五、碎核技术

现代超声乳化技术与早期超声乳化技术相比可谓天壤之别,主要的区别在于:首先,现代超声乳化手术是在囊袋内对硬核进行处理,先乳化吸除坚硬的内核,随后才是核上皮质,核上皮质起着缓冲和保护作用,即由内向外进行晶状体物质的清除;其次,连续环形撕囊形成的环形前囊开窗边缘具有足够的抗机械牵张力,能够耐受将坚硬的内核裂解为易于操控的小核块的所有操作;与此同时,连续环形撕囊也限定住核操作的空间,即必须在囊袋内进行。而早期超声乳化手术则不同,乳化操作是对核上皮质-核复合体进行由外向内的操作。

在这一变化的驱使下,基于不同的核处理理念,应运而生了不同的核处理技巧,即不同的碎核方法。碎核(nucleofractis)这一概念,最早由 Howard V. Gimbel 提出,其发展也是不断演进的过程,回顾如下:

(一) 分而治之法

碎核的设想并不是全新的,早在 1967 年,Kelman 就演示了沿着切口子午线方向雕琢核沟,然后使用耳鼻喉科的 Ringberg 镊子进行核破碎,并将所产生的 1/2 核块移入前房进行乳化,Kelman 将这一方法称为 "Divide and Conquer",但出于安全考虑未能普及,让位于 Kelman 的前房乳化技术。这就是"分而治之法(Divide and Conquer)"的原型。

1974 年,Howard V. Gimbel 参加了 Kelman 纽约超声乳化培训课程,并开始手术转型。他融合了 Kratz、Little、Sinskey 的方法,结合自己的经验和创新,特别是在 Kratz 处理硬核的"倾斜"技术(Tipping Technique)基础上,摸索出在后房内处理软核的双手操作法。随着 1984 年 Gimbel 本人所提出的连续环形撕囊的出现,像 Kratz 那样把大而硬的晶状体核从 5~6mm 直径的撕囊孔倾斜脱出并暴露核上极的赤道部已不现实,而像 Sinskey 那样原位(in situ)超声乳化也不安全,在这一现实下,1985 年 Gimbel 提出了"Divide and Conquer Nucleofractis"这一术语,即我们今天所熟知的"分而治之法"。

1985 年,Gimbel 最初采用的方法是,在保证安全的前提下尽可能地雕刻核的右半部分直至核的边缘(nucleus rim),即形成半个核碗,接着通过第二器械稳定住核的左半部分,之后放射状裂解开晶状体核、乳化核碎块。随后,Gimbel 针对硬核发展出"弹坑式分而治之法"(Crater Divide and Conquer,简称 CDC),即尽可能深地、尽可能宽地进行核雕琢,形成很薄的核碗和坚硬的核边,随后超声乳化针头在辅助器械的协同下,分别抵住核碗下半,反方向拉动,从而将坚硬的核边与后核板破碎开来,旋转后继续进行破碎操作。Gimbel 认为坚硬核边的存在,有助于保持囊袋扩张、展平及后压后囊膜,从而提高操作的安全性,这也是通常在完成全部破碎操作前不移除扇形核碎块的原因。在可有效处理硬核的基础上,Gimbel 针对软核发展出"沟槽式分而治之法"(Trench Divide and Conquer,简称 TDC),代之以雕刻核碗,Gimbel 首先雕刻出窄而深的沟槽,超声乳化针头抵住沟槽中央最深处的右侧壁并保持脚踏板 2 档位,接着使用辅助器械抵住左侧壁,随后两者反向运动将晶状体核自中央向下、向上裂解开来。在硬核 Gimbel 不使用 TDC 的原因是,他认为沟槽不足以削弱硬核的结构,后续破碎会遇到困难。针对雕刻可能存在的不足或遗漏,Gimbel 还发明了"顺坡雕刻"的方法(Down Slope Sculpting)。常规雕刻时,超声乳化针头容易越过晶状体核后极中央,虽经 180° 旋转后也难以充分雕刻,容易遗留小丘样后核板坚厚部,影响后续破碎操作。为此,Gimbel 在充分水分离的前提下,利用第二器械将晶状体核向 6 点位推移,这样超声乳化针头就容易顺着后囊的曲度进行更为深邃、有效和安全的雕琢。

随着分而治之法被逐渐接受、应用,还出现了一些技术变种。1990 年 Shepherd 报道了"十字刻槽"技术(Shepherd Phaco Fracture Technique),Shepherd 首先自 12 点向 6 点方向雕刻 1.5~2 倍针头宽度的沟槽,然后旋转 90° 再次雕刻,第二沟槽深于第一沟槽,沟槽底部隐约可见红光反射,两者十字相交,随后采用类似分而治之的方法双手完成核裂解,之后将扇形核块翻转吸引至中央区予以乳化吸除。Shepherd 的批评者认为,核块翻转容易造成核块尖端刺破后囊,建议应该避免核块翻转动作,改为提起核块尖端,Shepherd 本人则认为这种担心有点小题大做。

Fine 是各种水分离技术的积极倡导者,他认为首先应该通过水分离操作将核分为内核以及核上皮质不同成分,再采用不同策略分别进行碎核操作。认识到碎核的优势后,Dillman、Maloney 和 Fine 命名了自己的碎核技术为"Crack and Flip",它本质上是 Shepherd 的"十字刻槽法"、Fine 的"切削翻转法"(Chip and Flip)以及 Maloney 和 Dillman 的"2∶4 超声乳化"技术(Fractional 2∶4 Phacoemulsification Techniques)的杂交产物,不同之处在于,自中央开始向 6 点方向刻槽,刻槽不突破水分层的金环,这种做法保证了有足够的核上皮质壳和皮质作为保护层,提高了超声乳化操作的安全性。

1992 年 Pacifico 报道了单手分而治之法,他采用单手完成沟槽雕刻、旋转和再雕刻,随后注入黏弹剂,然后用反向的碎核镊单手完成核破碎。

(二) 切削翻转法

20 世纪 80 年代晚期,Howard Fine 提出了切削翻转法(Chip and Flip),这种方法适用于较软的核,需要依赖于充分的水分离和水分层操作。晶状体核首先被水分为核上皮质和内核,并且能够在囊袋内轻松旋转;其次做一个核碗,仅留有薄层中央核板,随后利用第二器械推压切口下的核向下,这样下方的核边向囊口中央翻转,逐一时钟位予以修剪、去除核边;接着,利用第二器械升起中央薄层核板,进行最后的乳化吸除;最后,吸引住 6 点位的核上皮质边缘,随着超声乳化针头的回撤,第二器械推核上皮质向下辅助完成翻转操作,从而完成残存晶状体物质的吸除。

(三) 超声劈核技术

1993 年,日本的 Kunihiro Nagahara 首先引入了超声劈核(Phaco Chop Technique)的概念,在此基础上出现了许多技术变种。众多的改良和命名方法在理解上造成一定混淆,为了加以简化,David F. Chang 从概念上将其分为两类,即:水平劈核和垂直劈核,虽然方式不同,但都具有手法碎核的共同特征,并且都是以晶状体纤维呈放射状走行以及板层状排列的解剖学特征为基础,在类似树干年轮的天然分界面上进行的核裂解操作。

在以 Nagahara 经典方法为代表的水平劈核操作中,超声乳化针头需尽可能深、尽可能垂直向下地埋入晶状体内核,而劈裂器(chopper)则钩住对侧内核赤道部,使得两器械尖端所夹持的内核组织最多,通过两器械尖端在水平面上的对向运动产生压缩力,晶状体内核随之在天然分界面上产生裂隙,裂隙被随后两器械的侧向离心运动扩大,延伸至超声乳化针头的下方及后方,从而完成核的破碎。

1998 年 Fine 提出的 Choo-Choo Chop and Flip,与 Nagahara 经典方法并没有本质不同,这一技术得益于超声乳化仪能量输出模式和液流控制系统的进步,名字中"的 Choo-Choo"一词来源于低脉冲模式下超声乳化仪所发出的声音。Fine 采用 2 脉冲/秒的低脉冲模式或 80 毫秒的爆破模式将超声乳化针头埋入晶状体内核,这样形成的核隧道将极为窄小,核组织可紧紧环绕超声乳化针头,从而有利于快速建立起高负压进行水平劈核操作,Fine 用"棒棒糖"一词来形象地比喻超声乳化针头对内核的握持,Flip 则是指 Fine 所始终倡导的在皮质剥离性水分离完成后的核上皮质处理方式。

1997 年 Choun-Ki Joo 提出了另外一个技术变种—Phaco Drill 或 Bevel-down Phaco Chop技术,与常规超声乳化针头斜面向上不同,他将超声乳化针头翻转向下埋入晶状体核,以增大超声乳化针头与核的接触面积,从而提高了超声能量的使用效率并且提升了对晶状体核的握持力。

在垂直劈裂时,超声乳化针头需要尽可能深地埋入内核中央,以提供充分的握持力、足够的制动力,如自上而下的钉子一样,长且锐利的劈核器在超声乳化针头尖端前刺入内核,下压劈核器的同时轻轻提起超声乳化针头,两器械呈垂直面上的相向运动,由此产生一个撕扯力(shearing force),使晶状体内核出现板层裂隙,此裂隙被随后的两器械侧向离心运动而由浅及深地扩大至内核全厚而完成劈裂。日本 Hideharu Fukasaku 的 Phaco Snap and Split、斯洛文尼亚 Vladimir Pfeiffer 的 Phaco Crack、美国 David Dillman 的 Phaco Quick Chop 以及印度 Athiya Agarwal 的 Karate Chop 均为垂直劈裂技术,Fukasaku 最早采用这一概念,而Dillman 的技术则是对 Pfeiffer 技术的重新命名。

劈核技术的优点在于:减少了超声乳化能量的播散,降低了热量蓄积;减轻了对悬韧带和囊袋的张力;不必依赖红光反射进行操作;可以使得核碎块能够在安全区内被乳化、吸除。David F. Chang 常规使用两类劈核技术,在相对较软的核喜欢采用水平劈裂,而在棕黑色的硬核则通常使用垂直劈裂,他认为这有利于劈开棕黑色硬核的皮革样后核板。

超声劈核代表了一系列更为高级、复杂的核处理技术,David F. Chang 建议在掌握分而治之法之后再行尝试。一方面,分而治之法可使得术者熟悉不同类型白内障晶状体核的大小、厚度和硬度等特质;另一方面,也可以在尝试超声劈核过程中作为最基本的支撑技术。分而治之法相对较为容易学习,在沟槽雕刻完毕后,不依赖术者对脚踏或者负压的控制即可完成核破碎操作,是在"静态"下完成的核裂解,相比之下,超声劈核要求术者具有良好的手感和操作协调能力,是在"动态"下进行的,相对难于掌握。

(四) 拦截劈核技术

1993 年前,Gimbel 的分而治之法是最常用的核破碎技术;1993 年后,Nagahara 的超声劈核技术迅速流行起来,但 Koch 和 Katzen 发现,采用 Nagahara 方法将核一分为二的第一次劈裂比较困难,再有,囊袋内破碎的核块就像榫卯一样彼此交错,吸除第一块碎核并不容易。为克服这些困难,1993 年 Koch 和 Katzen 提出了拦截劈裂技术(Stop and Chop),它实际上是分而治之法和水平劈裂法相结合的杂交技术。首先采用分而治之法,自 12 点向 6 点方向雕刻沟槽,然后将核一分为二,就此术者停止分而治之操作(Stop),转为水平劈裂碎核(Chop),自此劈裂变得比较容易,雕刻创造出来的空间也解除了核碎块之间的紧密胶着关系,使得核碎块的清除同样变得容易。David Chang 指出,尽管接续的劈裂操作减少了超声能量释放,但雕刻沟槽还是使用了大量超声,因而并没有真正发挥纯粹劈裂(Full Chop)的优势。

(五)晶状体震荡碎核技术

美国的 Jack A Singer 发明了一种被称为"晶状体震荡"(Lensquake Phaco)的碎核技术。它采用六角形或钻石形的超声乳化探头,在晶状体核内部产生扰动,由此产生的应力和张力将沿着 Y 字缝传导,延伸到晶状体核的赤道部和后极部,与地震效应相类似,这将引起晶状体核沿着天然分界线破碎,从而达到晶状体核裂解的目的,在此技术中,无需使用任何类型的劈核钩。

(六)预劈核或零超声劈核技术

纽约的 Jack Dodick 是预劈核技术的最初倡导者,在导入超声乳化针头之前,Jack Dodick 采用两支加长的 Sinskey 钩对核进行劈裂,他称此技术为"非超声劈裂"(the Nuclear Pre-Slice or Null Phaco Chop),最大限度地降低了超声能量的使用。随后,相继涌现出一系列预劈核技术(Prechoping Techniques),包括:Alio 采用一对新月形弯刀样的劈核钩完成 Dodick 非超声劈裂,Akahoshi 和 Bhatti 采用反向镊进行预劈核,Fukasaku 采用水劈裂针头(hydro chopping Cannula),Escaf 采用超声劈核器(ultrasonic ultrachopper)预劈核,以及近年来逐渐发展成熟的飞秒激光碎核技术。预劈核技术将是本书讨论的重点,在此不再一一赘述。

总之,自 Charles Kelman 坐在牙科诊椅上,灵感闪现的那一刻起,白内障超声乳化手术技术就从未间断地进步着,极大地造福了白内障手术患者,受惠于此的,不仅仅是数以千万计的白内障患者,我们中的绝大多数人,也藉此建立了自己的职业。商业竞争是工业制造技术进步的重要助推力,追求完美是医师的天性,两者完美的结合是不断创新的永恒源泉,必将继续共同促进白内障手术工艺和手术技术的进一步发展,而这,也必将实现 Kelman 申请 Hartford 基金时原初的梦想"为最多的人谋取最大的福利"。

(肖扬　高敏)

第三章

超声乳化劈核技术

1993 年，Kinihiro Nagahara 在西雅图 ASCRS 年会上介绍了一项全新的手术技巧——超声乳化劈核技术（Phaco-Chop）。这项技术采用超声乳化针头固定晶状体核，在劈核器械的机械力量作用下，利用晶状体所存有的天然缝隙将晶状体核劈开后再进行超声乳化。超声乳化劈核技术及随后的各种改进技术减少了超声能量使用，有效缩短超声时间，提高了对角膜内皮、后囊膜以及房水屏障的保护，对于各种类型的白内障、各种大小的瞳孔、各种尺寸的切口都适用。该技术将白内障手术与超声乳化仪器更紧密地结合在一起，使得白内障手术成为一个更加安全、快速、有效的手术。

第一节　劈核技术的种类与比较

超声乳化劈核技术出现之后，许多眼科医师对其进行了改进演变出多种多样的技术，包括 Pfeifer 快速劈核技术（Pfeifer Quick Chop）、垂直劈核技术（Vertical Chop）、弹坑超声乳化劈核技术（Crater Phaco Chop）、镰式劈核技术（Scythe Chopper technique）等，而这些劈核技术其实可以分为主要两大类——水平劈核技术（Horizontal Chop）以及垂直劈核技术。

一、水平劈核技术

（一）超声乳化劈核技术

将超声乳化针头部分埋入晶状体核中（接近袖套部位）并将晶状体核固定，随后劈核器从前囊口下方伸至晶状体赤道部，自晶状体赤道部边缘缓慢将劈核器带向超声乳化头，当达到中央部位接近超声乳化针头时，将劈核器向左，超声乳化针头向右反向拉开两个器械，在水平平面上将两块核碎块完全分开。之后旋转核块，重复上述步骤，将半块核块再劈成 1/4 块。随后利用短暂超声能量将针头埋入核块中形成负压，提拉核块至虹膜瞳孔区平面后进行超声乳化吸除（图 3-1-1）。

（二）拦截劈核技术

Nagahara 所提出的超声乳化劈核技术难点在于是否可以使用劈核器械顺利地将晶状体核一分为二，因此 Paul Koch 以及 Roger Steinert 对这项技术进行了改进，将当时的分核技术与劈核技术相结合，成为大家所熟悉的拦截劈核技术（Stop and Chop）——其实就是"分而治之"技术与劈核技术的混合体。

在进行劈核之前，使用超声乳化头在晶状体核上进行刻槽，并将其一分为二，之后对半块核停止刻槽（即为 Stop），改进行劈核技术（即为 Chop）。虽然该项技术并不能够拥有超声乳化劈核技术的全部优点，但可以减轻一些操作难度——尤其是起始的劈核步骤，因此被很多医师所接受，作为从"分而治之"技术到超声乳化劈核技术的过渡步骤（图 3-1-2）。

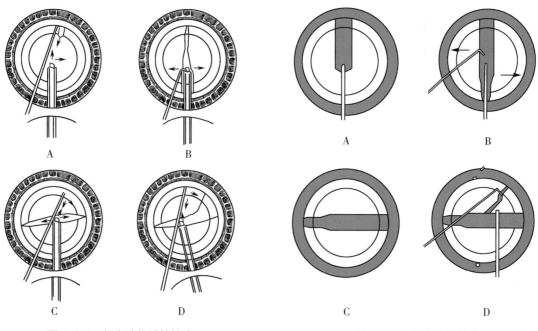

图 3-1-1　超声乳化劈核技术　　　　　图 3-1-2　拦截劈核技术

二、垂直劈核技术或称快速劈核技术

由于水平劈核技术中，劈核器械伸至晶状体赤道部时会超出视野范围，有一定的风险性。数名眼科医师在同一时期提出了对劈核器械放置部位的改进方法，包括 Pfeifer 超声碎核技术（Phaco Crack），Fukasaju 超声咬核劈核技术（Phaco Snap and Split），David Dillman 与 Louis Nichamin 的超声乳化快速劈核技术（Phaco Quick Chop）等，这些技术被统称为垂直劈核技术。

当超声乳化针头完全埋入并固定晶状体核块后，将（通常有锐利头部的）劈核钩垂直插入超声乳化针头前方或者旁边的晶状体核中心。将两种器械在垂直方向上相向运动——超声乳化针头向上提拉核块对抗劈核钩的向下运动，通过剪切力使得晶状体核出现裂隙，最后在水平方向上反向拉开两个器械将核块分开。由于不需要将劈核器械伸到视野之外的晶状体赤道部，这项技术比较被学习者接受（图 3-1-3A，B）。

三、水平劈核技术与垂直劈核技术的比较

与"分而治之"技术类似，垂直劈核技术应用于有一定硬度、容易被劈开的晶状体核，而不适用于软核。而水平劈核技术则可以用于软核病例，同时由于劈核力量在水平方向，而非垂直方向，所以可以用于玻璃体切除术后、高度近视的患者，避免对悬韧带的损伤（表 3-1-1）。

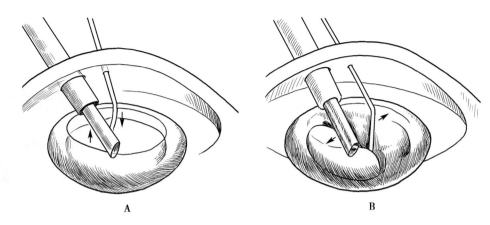

图 3-1-3　垂直劈核技术

表 3-1-1　水平劈核技术与垂直劈核技术比较

	水平劈核技术	垂直劈核技术
白内障种类	软核至中度晶状体核,玻切术后,深前房(高度近视)	硬核
瞳孔大小	对于熟练医生,瞳孔大小并非禁忌证	3.0-4.0mm 瞳孔,任何医生都可以操作
撕囊大小	大于 5mm,以避免囊袋裂开	大小并不重要
Chopper 类型	安全型钝头 Chopper,约 1.25-2.00mm	尖头 Chopper,长而尖的 Chang,Nichamin,Karate Chopper 用在硬核病例中,短而钝的 Rosen Chopper 用在常规病例中
Chopper 放置位点	经囊袋下将 Chopper 置于晶状体核赤道部	深埋于中央区核部
术中 Chopper 活动区	囊袋下,虹膜下方,晶状体赤道部	只能位于瞳孔中央区,视野范围之内
Chopper 头部位置	放置足够深	与超乳针头一样深
Chopper 的操作程度	较多操作	较少操作
负压依赖性	++	++++
超乳针头	入核深度可不超过 1/2	入核深度大等于 2mm

四、超声乳化劈核技术的优点与缺点

由于白内障的状态不一,并无一种超声乳化劈核技术适用于全部手术,手术医师应该掌握多种劈核技术以在手术中随机应变。相比以往的分核技术,劈核技术有着以下优点:

1. 减少超声乳化时间,降低超声乳化能量消耗以及热量释放。
2. 减少对囊袋和悬韧带的压力。
3. 减少囊内超声乳化风险。
4. 减少对红光反射的依赖。

不过,劈核技术也存在一些缺点,尤其是对于初学者而言:

1. 需要更长的学习曲线。
2. 需要对超声乳化仪器各种参数熟悉掌控。
3. 需要双手技巧结合脚踏板控制。
4. 需要选择不同的劈核器械进行不同的劈核操作。

第二节　超声乳化劈核技术在微切口手术中的应用

随着超声乳化技术设备的不断改进,同轴微切口手术(co-axial microincision cataract surgery,CoMICS)以及双手微切口手术(bimanual microincision cataract surgery,BMICS)也逐渐普及,而超声乳化劈核技术也与传统同轴切口手术有所不同。

一、同轴微切口手术(CoMICS)中的超声乳化劈核技术

相对采用 2.75~3.0mm 切口的传统同轴超声乳化手术,CoMICS 手术所采用的超声乳化针头通常尺寸≤2.2mm(1.8~2.2mm),但手术技巧与传统同轴超声乳化手术类似,也可采用水平劈核或者垂直劈核技术。建议选用外径为 0.9~1.1mm 的角度为 30°~45° 的超声乳化针头,有利于抓住晶状体核;同时将瓶高设置为 80~100cm,流速为 25ml/min,负压为 400mmHg。在手术中需要将瓶高升高或者提高灌注压力,以维持前房的稳定性,防止浪涌发生。此外,超声乳化劈核技术中对负压的要求大于对超声能量的要求,一般都需要设置负压大于 300mmHg。当超声乳化针头内径变小的时候,需要提高负压设定以获得不变的抓核能力。然而,在劈核完成后,超声乳化时可能就不需要那么大的负压,以防止出现浪涌。带有双泵系统的超声乳化仪能够提供更好的负压系统,在使用超声乳化劈核技术时保证前房的稳定性。

二、双手微切口手术中的超声乳化劈核技术

双手微切口手术由于将灌注手柄与超声手柄分离,经由两个 0.7~1.6mm 切口进行手术,因此,如果没有劈核技术,是难以进行白内障摘除术的。如今 BMICS 的切口常常小于 1.0mm,因此出现了专用于 BMICS 的劈核器与灌注手柄一体化的特殊器械。

常规构建双手微切口(约 0.7~1.2mm),将超声能量设置在 40% 并采用高负压设置。将超声针头埋入晶状体核心,一旦堵塞形成且晶状体固定,抽吸流量下降至零值,便将脚踏档位调整至 2 档位,维持高负压状态。同时将灌注劈核针头垂直插入超声针头前方的核块内,使核块出现裂隙,随后将器械水平分开形成劈核。之后可以旋转核块,重复上述步骤将晶状体核劈成小块并逐一超声乳化吸除。也可以使用水平劈核技术进行劈核。

BMICS 手术中的前房稳定至关重要,必须选择管径配套的灌注 - 超声乳化针头,如 19G 内径灌注针头与 20G 超声乳化抽吸针头,BMISC 垂直劈核技术关键在于保持灌注劈核针头远离后囊膜,尤其在超声乳化最后一块核块时,要将针头放置为水平方向,避免锋利针头损伤囊膜。

第三节　预劈核技术

无论是"分而治之"技术或者超声乳化劈核技术,其主要目的是通过对晶状体核预处理以减少超声能量和超声时间。然而,上述技术在晶状体核处理过程中仍需要使用一定的超声能量,因此不少医师试图采用零能量的机械劈核方式来进一步减少超声能量对眼部组织的损伤,这类劈核方式就是预劈核技术(Pre-Chop)。而随着近年来微切口白内障手术的流行,白内障手术医师也越加关注预劈核技术。

预劈核技术从器械角度来分类的话可以分为劈核器劈核、镊子劈核、撕囊针劈核以及其他特殊方式预劈核(如飞秒技术)。

一、劈核器预劈核技术

(一) Dodick 的零超声能量预劈核技术

Dodick 于 1999 年报道了无需使用超声能量的预劈核技术。他使用两把特制的劈核器械从主侧切口伸至囊袋下方,直至赤道部,两个劈核器头呈 180° 对称,随后双手用力将晶状体核劈成两半,之后旋转晶状体核,重复动作将晶状体劈成四块(图 3-3-1)。

Dodick 预劈核技术中,两把劈核器用力在同一水平方向上,可以减少劈核时对悬韧带及后囊膜的压力,因而适用于类似假性剥脱综合征等悬韧带松弛的特殊病例。

(二) Alio 的 MICS 预劈核技术

2003 年,Jorge Alió 将 MICS 注册专利,在 BiMICS 手术中,他使用两把 Alio-Rosen MICS 预劈核器械(Katena Inc)或者 Alio-Scimitar MICS 预劈核器械进行预劈核,该技术基本上与 Dodick 技术相同。

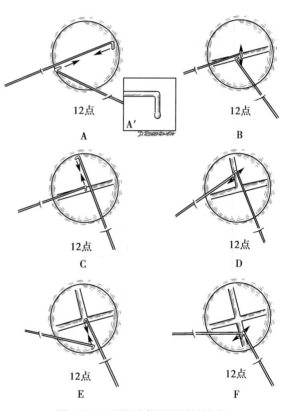

图 3-3-1　零超声能量预劈核技术

二、镊子预劈核技术

Akahoshi "空手道"预劈核技术(Karate Prechop)和反向预劈核技术(Counter Prechop):

Takayuki Akahoshi(中文名:赤星隆幸,日本)于 1998 年介绍了由他发明的"空手道"预劈核技术——采用一把特制的预劈核刀(Combo Prechopper, ASICO AE-4192)垂直于前囊膜深深插入晶状体核中,随后通过铰链作用将刀刃分开,从而把晶状体核一劈为二;而后选择晶状体核 180°,重复上述步骤,将晶状体核劈为四块。这项技术与 Dodick 相比优点在于可以使用在瞳孔不大的患者中,不过缺点也很明显——必须要有完整的 CCC,晶状体核不能太硬,悬韧带功能必须健康。另外,为了配合 BiMICS 手术,Akahoshi 又设计了超级微型组合劈核器(super micro combo prechopper)以用于 1.2mm 的手术切口(图 3-3-2)。

Akahoshi 也认识到"空手道"预劈核技术的局限性,随后他结合 Nagahara 的水平劈核技术,提出了反向预劈核技术。在这一劈核技术中,他使用了两把器械——通用劈核器(universal prechopper,AE-4190)和晶状体核固定器(nucleus sustainer,AE-2530)。首先使用晶状体核固定器伸至赤道部固定住晶状体核,随后将通用劈核器对准晶状体核固定器头部插入晶状体核深部进行劈核。反向预劈核技术可以用于硬核、CCC 不完整、悬韧带有问题的病例中(图 3-3-3)。

在 Akahoshi 推出了预劈核技术之后,出现了各种各样的改良的 Akahoshi 劈核镊,之间的差别主要在于镊子头的设计不同。

部分医师在 Akahoshi 的基础上对劈核方式也进行了改进,包括 V 型预劈核技术(V-Shape Prechop)以及 Bhatti 预劈核技术。前者由 Eduardo Viteri(Ecuador)提

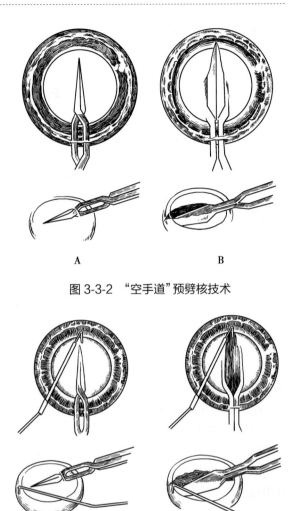

图 3-3-2　"空手道"预劈核技术

图 3-3-3　反向预劈核技术

出,他将劈核刀经由不同的切口将核块一分为三,呈现 V 状。Bhatti 预劈核技术由 Swaranjit Singh Bhatti(India)率先报道,与 Akahoshi 的预劈核技术不同的是(在 MSICS 手术中),首先需要将晶状体核脱位至前房中,而后将劈核器放置于晶状体后方,由后向前发力,切入晶状体核块中,随后将其分开。

三、撕囊针预劈核技术

大多数预劈核技术都需要采用一些特殊的器械,因此对于不具备有类似器械的医师而言并无法开展上述手术方式。因此,出现了采用撕囊针的劈核技术。

(一) 尖峰劈核技术

刘保松(中国)于 2001 年左右根据大量的手术实践开始尝试用撕囊针联合劈核器进行预劈核操作。在完成撕囊过程后,用撕囊针固定晶状体核,辅助手将劈核器经由侧切口置于囊袋下晶状体赤道部,随后将深深插入晶状体核心的针头与劈核器在同一平面上相向运动,

并在两个器械即将相遇时向左右拉开,将晶状体核一分为二;随后旋转核块,重复上述动作将核块分为多块。

经过上万例的病例实践,这一劈核方式被证明是安全、快速、有效的。该技术与超声乳化劈核技术/水平劈核技术类似,作用力相向且位于同一平面,对囊袋及悬韧带无明显压力,因而可以适用于悬韧带不良、玻璃体切除术后的病例。同时适用于小切口 ECCE,传统同轴 PHACO、CoMICS、BiMICS 等手术。具体的手术方法可以参考本书相关章节及手术录像。

(二)中部预劈核技术

Berger(Brazil)在 2012 年也报道了一种使用撕囊针进行劈核的技术,称之为中部预劈核技术(Middle Prechop)。与尖峰劈核技术不同的是,他采用两个撕囊针将晶状体核从中心掰开。个人认为,由于针尖作用力位于晶状体核的浅表层,在操作中很难将核块完全掰开。

四、飞秒激光预劈核技术

眼科医师很早就开始试图应用激光进行碎核——Jack Dodick 于 1999 年就开始尝试采用 12mJ 的 Nd:YAG 激光进行晶状体碎核。

2009 年 FDA 核准将飞秒激光(femtosecond laser)用于白内障手术,LenSx(Alcon)率先开始了有关飞秒激光碎核的研究并获准临床使用许可,而后 LensAR(与 Topcon 合作)、OptiMedica(2013 年被 AMO 收购后改名为 CATALYS)和 Technolas(B+L)也开展了相关研究。在早期的研究中,LensAR 被认为适用于 LOCS Ⅱ及Ⅲ级的白内障——可以获得清晰的晶状体影像并可以安全有效地进行碎核。而基于不同的飞秒激光平台,可以有不同类型的碎核模式或算法(algorithms),包括格子样、球形以及饼样(pie)或者混合模式。由于以往劈核的习惯,很多医师都愿意选择饼样碎核模块。根据 LensAR 公司官方数据,相比于传统超声模式,饼样碎核模式在 1~4 级的白内障病例中分别可以减少累计超声能量(cumulative dispersive energy)100%、64%、39% 和 42%。此外,激光碎核也可以根据术者之前的手术习惯如"分而治之"方法、超声乳化劈核技术或者预劈核技术进行部分(不全)碎核,让术者仍然以自己习惯的方法进行手术,只是少花费一些超声能量或者手工力量。

然而,飞秒碎核也有一些局限或者并发症:

1. 并非所有的患者都能够使用飞秒超声乳化,如深眼窝、小眼球、瞳孔粘连的患者。

2. 飞秒碎核由于要保留一定的皮质垫以防止损伤后囊膜,因此对于大核白内障病例,后部核板层是无法碎开,这样会造成后面进行超声乳化手术时的不便。

3. 碎核范围有限,仅仅限于瞳孔区域内。

4. 由于碎核过程中产生了大量气泡,一旦碎核过程中断(如负压环脱落)而需要重来,这些气泡会妨碍二次碎核。

5. 由于碎核时前囊膜已经打开,释放出的气泡及晶状体蛋白会导致眼压升高,尤其是碎核到超声乳化手术之间的间隔时间超过 30 分钟。

6. 极少数的病例中,由于激光预先碎核导致晶状体体积膨胀,导致前囊膜阻滞,随后的手术中,水分离过程中快速注入的大量液体积聚于后囊膜处导致其破裂。

五、其他特殊方式预劈核技术

(一) Fukasaku 水劈核技术

2005年,Fukasaku 在 ASCRS 会议上介绍了水劈核技术(Hydrochop)。他设计了一个专用的带有两侧出水口的针头,在 chop 的辅助下将针头插入晶状体核中央,随后利用针头喷出的水流将晶状体核一分为二,随后重复上述步骤将晶状体核分为碎块。水劈核技术的原理是利用晶状体纤维细胞层之间原有的自然缝隙,在水压作用下使晶状体核发生分裂。该技术可以用于 1.4mm 切口的 MISC 手术。虽然 Fukasaku 声称该技术可以用于 4 级核,但没有正式的文献报道,而我们猜测这种水劈核技术可能更加适合于软核白内障。

(二) Malavazzi 的黏弹剂劈核技术

这是与 Fukasaku 水劈核技术原理相似的一项技术,由 Malavazzi GR(Brazil)2010年发表于 J Cataract Refract Surg。在完成环形撕囊及充分水分层后,将黏弹剂针头插入核块中央,施加少量压力,就可以分开核块。虽然对黏弹剂种类并无要求,但是该手术方法仅能适用于 1 级或者 1^+ 级的白内障中。

(三) Escaf 超声劈核刀

前面所介绍的预劈核技术无一例外地都需要使用人力手工劈核,然而对于一些 IV~V 级核的病例尤其是棕色白内障,手工劈核会有一定难度。2007年,Escaf(Columbia)与 Alcon 联合推出了超声劈核刀(ultrachopper),一种接在超声手柄(替代针头)上使用超声振动力进行劈核的器械(又称 ultrasonic knife)。2008年的 ASCRS 年会上,Escaf 播放了手术录像 "Ultrachopper: New Era in Cataract Surgery"。借助晶状体核固定器的对抗作用,可以通过超声劈核刀可以将不同硬度的晶状体核切成任意数块,却无需担心损伤虹膜、前囊膜口及后囊膜——因为超声劈核刀的刀刃厚度仅能够达到 30%~50% 的晶状体厚度。超声劈核刀有不同的型号,适用于不同硬度的核;同时可以用于传统的同轴超声手柄,也可以用于 Alcon 扭动超声手柄,后者的扭动模式更加有利于核块的分裂。Alcon 公司建议可以将超声劈核刀与晶状体水乳化技术联合使用。另外,Escaf 还分别推出了超声劈核刀——用于传统同轴超声以及微切口同轴超声手术;超声水流用于水乳化系统。

除了按照器械种类分类预劈核技术之外,也可按操作方式分为单手预劈核和双手预劈核;或者按白内障手术方式分为小切口 ECCE、传统同轴 Phaco、CoMICS、BiMICS、Femto-Phaco 预劈核技术。虽然如今飞秒技术给白内障手术带来更加精准的手术结果,但是在白内障手术技术日趋要求小切口、一次性器械、降低费用的情况之下,预劈核技术还是有着广阔空间。

(陈　旭)

第四章

白内障超声乳化手术的基本操作技术

一、术前沟通

一个完美的白内障手术应该是从术前的检查和沟通开始的,任何时候都不要忘记,我们面对的是"白内障病人",而不仅仅是"白内障"。

在决定为患者进行白内障手术前,要与患者有充分的沟通交流,特别应该就患者关心的以下方面做相应的检查、说明和充分沟通:

1. 患者是否有影响白内障手术的全身和局部疾病,注意白内障手术的禁忌证和相对禁忌证。全身疾病如:高血压、冠心病、心功能衰竭、糖尿病、风湿、呼吸系统疾病、感染性疾病、出血性疾病如血友病等,应该先将全身疾病控制在手术要求的安全范围之内。手术眼的局部疾病如:患有外眼的感染性疾病如结膜炎、睑腺炎、慢性泪囊炎等疾病,应该在感染完全治愈后再行手术。对合并存在青光眼、葡萄膜炎、视网膜疾病等眼部其他疾病的情况,对治疗和手术方案要有所考虑并与患者充分沟通。

2. 要纠正患者认为白内障手术是个小手术的错误观念。目前由于各类媒体、特别是网络媒体不断宣传白内障是在 10 分钟左右甚至几分钟就可以完成的手术,就让不少患者误以为白内障手术是个简单的小手术,造成对手术效果的期望值过高,一旦术中出现并发症或术后视力恢复没有达到原先预期,极易出现纠纷。

3. 预测手术的预后,并与患者充分沟通。每个患者都希望白内障手术后能有 1.0 甚至更好的视力,但由于每个患者的具体情况不同,真正达到术后 1.0 视力的患者是有限的,对影响术后视力的种种情况要在详细了解术前病史和各类检查结果的基础上,进行充分的沟通。

4. 对可能发生的术中或术后潜在并发症要有充分的考虑和准备。这些内容一般在医院的格式化术前谈话中会有详细列出,但作为术者必须明白,对具体的每个患者,每种并发症可能发生的几率是不一样的,如果术前没有充分的考虑和准备,一旦术中出现问题会措手不及,影响手术的顺利进行。建议特殊病情的并发症在手术知情同意书上单独列出,如"患眼曾患黄斑变性,术后视力提高不理想的可能"等。

5. 对初学白内障手术的年轻眼科医师来说,要根据自己的手术技术选择合适的患者也是非常重要的,一般刚开始不要选择超出本人能力的手术,有难度的手术要在上级医师的指导下进行。

二、术前准备

1. 术前眼部其他疾病的治疗　对患有外眼的感染性疾病如结膜炎、睑腺炎、睑缘炎、慢性泪囊炎等疾病,应该在感染炎症完全治愈后再行手术。对存在睑内翻、倒睫、翼状胬肉的术眼,建议先行手术矫正或治疗后再行白内障手术,一般不主张同时进行这些外眼手术与白内障手术。对合并存在角膜病、青光眼、葡萄膜炎、视网膜疾病等眼部其他疾病的情况,要综合考虑治疗方案,避免只见白内障,不见其他疾病的情况。对合并青光眼或视网膜疾病的患者,手术方案的设计也要考虑到是分期手术还是联合手术,必要时请相关专科医师参加病例讨论来确定手术方案。

2. 术前用药　术前用药包括全身用药和眼局部用药。对存在全身慢性疾病如高血压、冠心病、糖尿病、血液病、呼吸系统疾病、泌尿系统疾病等的患者,要了解他们的全身用药情况,要控制相关指标达到手术要求,同时还要考虑到某些全身药物可能对手术产生的影响。如长期服用 α-1 受体拮抗剂如坦洛新的前列腺增生患者,术中可能会出现虹膜松弛综合征（intraoperative floppy iris syndrome, IFIS）,造成瞳孔缩小,增加手术难度。对长期口服抗凝药物的患者,建议术前停用药物 1~2 周。

眼局部用药主要是术前一般常规使用广谱抗生素眼液（如喹诺酮类抗生素眼液）,推荐用法:术前 3 天用药为每天 4 次,术前 2 天用药为两小时一次,术前一天用药为一小时一次,或当天手术前 15 分钟一次,共 4 次。另外,非甾体类药物也可以术前局部使用,可以减轻术中炎症反应,抑制术中瞳孔缩小并可以防治白内障术后的黄斑囊样水肿。

3. 泪道冲洗　一般在门诊就诊时应该进行双眼的泪道冲洗,如存在慢性泪囊炎的情况,应该先行治疗如泪囊鼻腔吻合术或泪囊摘术后再安排白内障手术。通常不建议手术当天冲洗泪道,如果冲洗泪道,对冲洗出泪道分泌物的患者,建议取消当天手术。

4. 结膜囊冲洗与消毒　术前用生理盐水冲洗结膜囊,并用 5% 或 10% 聚维酮碘（povidone-iodine, PVP-I）消毒结膜囊已是国际公认的有效结膜囊消毒方法,可有效预防术后眼内炎的发生。聚维酮碘是高分子聚维酮与碘的络合物,聚维酮具有亲水性,可以和细胞壁结合,起到载体的作用,将络合的碘带到细菌的细胞膜,然后释放出游离碘,游离碘与菌体蛋白的氨基酸结合,使其变性,同时氧化细菌原浆蛋白中的活性基团而使微生物死亡。国产的聚维酮碘基本是 5% 的浓度（50g/L）,进口的为 10% 浓度（5g/L）。术前使用聚维酮碘原液可以点入结膜囊,然后用生理盐水冲洗。需要提醒注意的是,聚维酮碘对结膜和角膜还是有轻微的刺激和毒性,用之前应该先用表面麻醉剂。

5. 剪睫毛　剪睫毛仍然是内眼手术的标准术前准备程序,当然,由于很多患者抱怨睫毛剪除后的不适感,许多医师已经不再剪除术眼的睫毛,如果不剪除睫毛,需要对睫毛根部用聚维酮碘进行彻底消毒,并用手术贴膜完全隔离睑缘和睫毛。

三、麻醉方式的选择

麻醉是白内障手术的重要环节,可以选择的麻醉方式有全身麻醉、球后麻醉、球周麻醉、筋膜下麻醉、前房内麻醉和表面麻醉。表 4-1 中列出了每种局部麻醉方法的优缺点请参考。选择哪种麻醉方式要结合患者的具体情况、医院麻醉科的情况和医师的技术水平来选择。局部麻醉是白内障手术的主流麻醉方法,尤其是表面麻醉已被越来越多的眼科医师采用,具有便捷、术后恢复快、麻醉相关并发症少等优点。对于儿童白内障患者、存在精神疾病的患者及精神过度紧张不能配合手术的患者,应考虑全身麻醉(表4-0-1)。

表4-0-1　白内障手术的局部麻醉方式

麻醉方式	优点	缺点
球后麻醉	麻醉剂用量少;良好的麻醉及眼球止动效果	球后出血;眼球穿通;视神经损伤;一过性黑矇
球周麻醉	安全;满意的麻醉以及眼球止动效果;良好的降眼压效果;麻醉维持时间长	麻醉剂用量大;术后黑矇
筋膜下麻醉	并发症少;麻醉剂用量少;恢复快;不易损及眼球、血管以及视神经	眼睑及眼球未止动;结膜下出血
前房内麻醉	麻醉剂用量少;眼内操作无疼痛感	对麻醉剂质量的要求严格;眼睑及眼球未止动;术中需要患者的密切配合
表面麻醉	术后并发症少;术后视觉功能恢复快	眼睑及眼球未止动;术中需要患者的密切配合

四、手术铺巾与手术贴膜

术前用5%或10%聚维酮碘对术眼周围上至额部、下至上唇、内要越过鼻中线、外达颞部发迹的范围行三遍皮肤消毒,然后规范的头部包裹,铺手术洞巾(注意核对手术是左眼还是右眼),最后用手术贴膜粘贴在术眼,要求置开睑器后,手术贴膜能完全隔离睑缘和睫毛(图4-0-1)。

五、白内障手术切口的制作

首先,让我们来认识一下用于制作白内障手术切口的常用手术刀:角膜穿刺刀(角膜刀)(图4-0-2),宽度有1.8、2.2、2.4、2.75、3.0、3.2等,巩膜隧道刀(月形刀)(图4-0-3)和15°穿刺刀(图4-0-4),材质为一次性钢刀及宝石刀。角膜穿刺刀用于主切口制作时穿刺进入前房,使用时注意刀的尺寸与切口大小和手术系统的配套。巩膜隧道刀常用于巩膜隧道切口中隧道的制作以及切口的扩大。15°穿刺刀用于制作侧切口,刀尖朝向瞳孔中央,切口内口约为1.0mm。

理想的白内障超声乳化手术的切口应该满足以下条件:在手术过程中保持眼内液流稳定;无切口渗漏;不会增加角膜散光;不

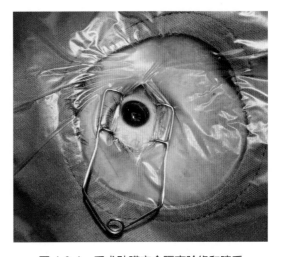

图4-0-1　手术贴膜完全隔离睑缘和睫毛

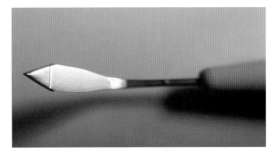

图4-0-2　角膜穿刺刀(角膜刀)
宽度有1.8、2.2、2.4、3.0、3.2等

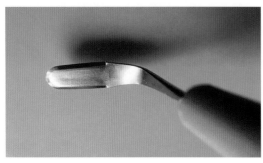

图 4-0-3　巩膜隧道刀（月形刀）

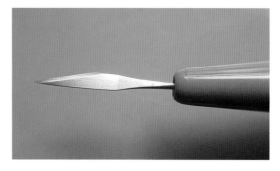

图 4-0-4　15°穿刺刀

会造成术后疼痛；不会产生瘢痕导致眩光。

　　目前的白内障手术主切口一般为自闭式切口，省去了缝合切口的步骤，所以一个完美切口制作是常常关系到手术的成败以及手术后的恢复。自闭式切口的原理：依靠眼内压作用于角膜活瓣使切口发生机械性闭合，眼内压越高，切口的闭合越好。理论上，正方形的切口闭合最好，因此制作的切口应为正方形或者矩形，切口隧道需有一定的长度，内切口应进入透明角膜以形成角膜内活瓣。

　　根据病人条件和医师的习惯，主切口可以选择巩膜隧道切口、透明角膜切口或角膜缘切口。切口的位置可以选择在术眼的上方、右上方或颞侧水平方向。颞侧水平主切口更适合于睑裂小、眼窝深的患者，可以减轻或消除老年患者可能存在的逆规性散光，缺点是可能会增加眼内炎的机会。

　　1. 巩膜隧道切口的制作方法（图 4-0-5、图 4-0-6、图 4-0-7A，B）

　　（1）沿角膜缘剪开结膜，分离结膜下组织。

　　（2）距离角巩缘后 1mm 处垂直切开 1/2 巩膜厚度。

　　（3）用隧道刀沿 1/2 巩膜深度向前分离至透明角膜内 1mm。

　　（4）再用 3mm 穿刺刀平行于虹膜表面进入前房，形成一个 3mm×3mm 或 3mm×2mm 的切口。

　　巩膜隧道切口的优点：切口自闭性最好；操作与热损伤风险较低；远离角膜，术后散光小，而且避免了与 RK、AK 或 LASIK 切口重叠；适合于初学白内障手术者以及复杂白内障病例，方便术中发生意外时可以随时更改术式；切口有结膜瓣覆盖，增强了局部抗感染能力，对

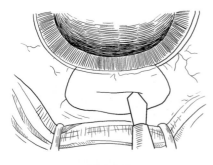

图 4-0-5

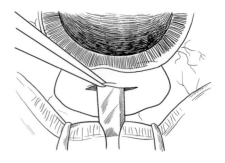

图 4-0-6

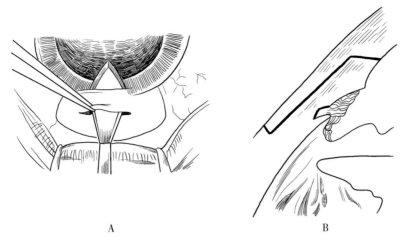

图 4-0-7

全身条件较差的病例以及在卫生条件差的基层医院或大规模防盲手术时可有效减少发生感染或眼内炎的风险。

　　巩膜隧道切口的缺点:不适用于青光眼术后存在滤过泡的患者;需要 2~3 把不同手术刀制切口,制作时间较长;有出血,影响手术视野的清晰度;制作易受眉弓、眼眶、眼裂等解剖因素的影响;术后可能存在"红眼"情况,引发患者心理不适。

　　巩膜隧道切口制作注意事项:①在隧道内分离至角巩缘时应略微抬起月形刀刀头后再向前分离板层以避免过早进入前房;②切口深度要达到 1/2 巩膜厚度,要避免切口过浅,容易造成巩膜瓣薄或穿通、撕裂,影响伤口愈合;③也要避免切口过深,易损伤睫状体,引起出血或提前进入前房,出现这种情况时应停止操作,必要时应缝合过深的切口,重新换一个部位做切口。巩膜隧道进入角膜的内切口位置最理想在 Schwalbe 线上及附近,内切口太前,会损伤角膜内皮或后弹力层;内切口太后,会损伤 Schlemm 管。

　　2. 透明角膜切口的制作(图 4-0-8~ 图 4-0-10)

　　(1)用有齿镊在切口对侧固定眼球,防止患者眼球移动,把角膜穿刺刀置于周边透明角膜位置。

　　(2)沿角膜板层前进,深度约为角膜厚度 1/2,至切口隧道长度达 2mm 为止。

　　(3)手抬高,刀尖下压,进入前房,进入时控制力度,避开虹膜及晶状体前囊膜。

　　透明角膜切口的优点:术中无出血或少量出血,适合接受抗凝治疗的患者;制作容易、省时,术后外观良好,无"红眼"。对结膜、巩膜无损伤,适合小梁切除术后或今后计划实施小梁切除术的患者。

　　透明角膜切口的缺点:恢复时间长;可能会造成热损伤,损伤角膜与后弹力层;一旦切口渗漏增加眼内炎风险;患者可能会有术后异物感;术中出现意外不方便扩大切口更换手术方式。透明角膜切口不适合经验不多的医师,特别是硬核白内障需要超声乳化的时间长,

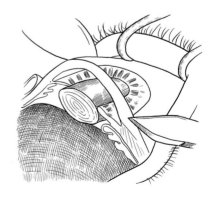

图 4-0-8　透明角膜切口(1)

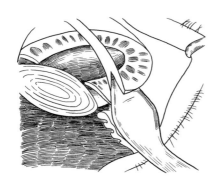 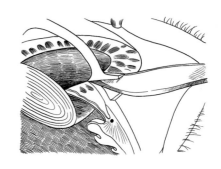

图 4-0-9 透明角膜切口(2)　　　　图 4-0-10 透明角膜切口(3)

会使角膜切口水肿发白,影响手术者视线,增加操作难度,还会造成术毕切口闭合不良,增加感染机会。

透明角膜切口的制作注意事项:制作切口内口时确保可以形成第二个切口平面,角膜刀进入前房时应与虹膜平面平行。

3. 角膜缘切口的制作　制作方法类似透明角膜切口。由于切口起始部位由巩膜组织构成,开始手术时组织可以拉伸,对相邻角膜的损伤小;同时因为角膜缘包含血管组织,切口恢复迅速,术后不适感较轻。

4. 辅助切口(侧切口)的制作　在与主切口成 90° 夹角的角膜缘,用 15° 穿刺刀制作 1mm×1mm 的切口。要避免切口过大,否则会导致术中切口渗漏,前房不稳定,甚至虹膜脱出。也要避免切口过小,切口太紧,影响辅助器械的活动。

六、连续环形撕囊

晶状体囊膜在正常情况下各部位厚度不一,前囊膜最厚处距前极 3mm,后囊膜最厚处距后极 4mm。前后极较薄,后极最薄处 2μm,最厚处 20μm。老年白内障患者晶状体囊膜可有不同程度变薄或变性,甚至机化。先天性白内障患者囊膜较厚,韧性较大,过熟期白内障患者囊膜菲薄而脆。

连续环形撕囊(continuous circular capsulorhexis,CCC)是白内障手术成功的关键,成功的 CCC 可以有效减少术中术后并发症,适当大小的连续性的囊膜撕可以把 IOL 限制在囊袋中,可以保证 IOL 长期居中。

连续环形撕囊时首先要使用黏弹剂保持前房充盈并控制眼压,消除来自晶状体和玻璃体的正性压力,才能使撕囊容易完成。

连续环形撕囊一般采用撕囊镊或截囊针来制作。根据力学原理又分为水平撕囊法和剪切撕囊法,撕囊的顺序是逆时针还是顺时针可以根据个人习惯或晶状体情况而定。

水平撕囊法(又称为单平面撕囊法):在前囊膜做三角形或弧形切口,制作一个小囊膜瓣,尽量不要扰动晶状体皮质,然后仅仅平行牵拉前囊膜瓣,同时不断改变方向,保证首尾连续相连,完成圆形的撕囊。

剪切撕囊法(又称为双平面撕囊法):在前囊膜做三角形或弧形切口,制作一个小囊膜瓣,然后将前囊膜瓣翻折,用弧形向心力按预定轨迹撕出圆形的前囊开口,在结尾处要包绕住起始点,保证撕囊的连续性,并尽可能是正圆形(图 4-0-11~ 图 4-0-13)。

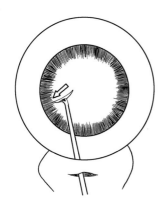

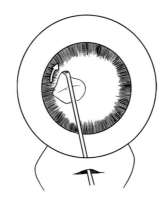

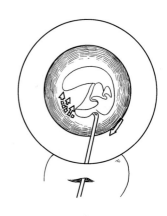

图 4-0-11　制作前囊膜切口　　　图 4-0-12　翻折前囊膜瓣　　　图 4-0-13　逐渐撕出圆形开口

　　CCC 的注意事项:撕囊的直径一般为 5.0~5.5mm;撕囊边缘要与植入的 IOL 光学部略有重叠(0.5mm);换手重新夹持囊膜瓣时应该靠近囊膜瓣根部;重新夹持囊膜瓣前,应在晶状体中央松开囊膜。

　　对于全白白内障也可用台盼蓝或吲哚青绿(indocyanine green, ICG)进行囊膜染色后完成撕囊。对皮质液化膨胀的白内障因囊膜张力较大,撕囊时容易产生放射状裂口,关键技术是注入足量的黏弹剂压平前囊膜,以平衡晶状体内部的压力,在做好囊膜小瓣后也可以吸出液化的皮质以减轻囊膜的张力,然后再继续完成撕囊。

七、水分离

　　白内障超声乳化手术过程中水分离和水分层统称为水分离技术(图 4-0-14)。白内障尖峰技术已经可以省略此步骤了,但对大多数初学白内障手术的医师还是应该掌握这项技术。

　　水分层(图 4-0-15)是将针头置于晶状体皮质与外核层间,借助水流力量使晶状体皮质与外、内核层分离。

　　水分离(见图 4-0-15)是将针头置于晶状体囊膜和皮质之间,借助水流力量将晶状体囊膜与皮质分离。

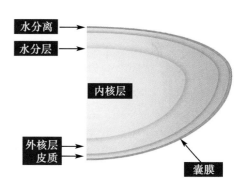

图 4-0-14　晶状体结构示意图和水分离、水分层的相关解剖

　　水分离的操作步骤:
　　(1) 将冲洗针头置于前囊膜下,并轻轻挑起前囊膜(图 4-0-16)。
　　(2) 缓慢注水,可以看到水波纹在后囊膜与皮质间流动(4-0-17)。
　　(3) 向下轻压核,使液体从周边流出。旋转核块,确保水分离充分(图 4-0-18)。
　　劈核技术与超声乳化技术:见相关章节的详细描述。

八、皮质的吸除

　　当超声乳化操作完成后,更换为注吸(I/A)手柄,然后进行皮质的吸除。操作时,保持

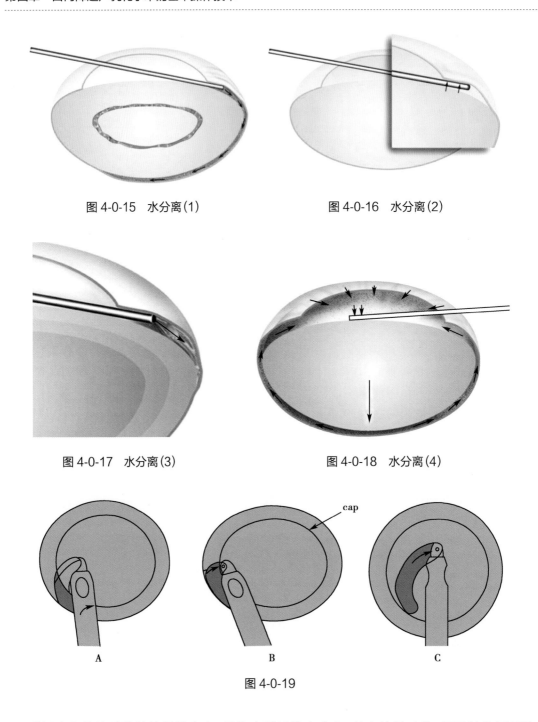

图 4-0-15 水分离(1)   图 4-0-16 水分离(2)

图 4-0-17 水分离(3)   图 4-0-18 水分离(4)

图 4-0-19

I/A 手柄头上的注吸孔始终保持向上,吸住皮质后拉向中心,并有旋转动作,用足够负压吸除(图 4-0-19A、图 4-0-19B、图 4-0-19C)。

12 点或主切口下方的皮质吸除可以选择弯头的注吸手柄,如仍不能吸除干净,可在注入人工晶状体后随着人工晶状体的旋转,残留的皮质就会松动,然后在人工晶状体的保护下,安全地将其吸除干净(图 4-0-20)。如果误吸了囊膜,囊膜会呈放射状皱褶(图 4-0-21),此时应立即停止操作,然后等待囊膜依靠自身的张力和弹性慢慢松开,或利用脚踏控制的回吐

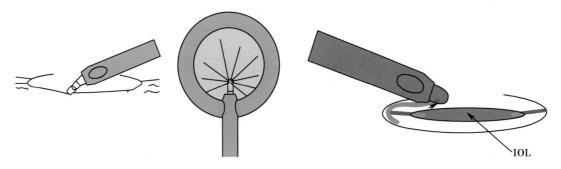

图 4-0-20 植入人工晶状体后吸除 12 点皮质　　图 4-0-21 误吸后囊膜的放射状皱褶

功能来松开囊膜,然后再继续操作,切忌此时紧张牵拉囊膜,会引起后囊膜破裂,并造成玻璃体脱出。

九、人工晶状体(IOL)的植入

吸除干净皮质后,前房和晶状体囊袋内重新注入适量的黏弹剂,撑开囊袋的同时并保持前房的适当深度,就可以植入 IOL。折叠 IOL 已是目前 IOL 的主流,一般用配套的 IOL 推助器将 IOL 植入囊袋内,然后用调位钩顺时针适当调整 IOL 的位置,以保证 IOL 位于囊袋内并居中。

十、黏弹剂的吸除

植入 IOL 后,应将眼内的黏弹剂吸除干净,包括前房和 IOL 后房的黏弹剂。黏弹剂残留,会引起术后一过性眼压升高,给患者造成不必要的痛苦。

十一、切口的密闭和前房形成

吸除干净黏弹剂后,观察前房的形成情况,一般要对主切口进行密闭操作。方法是用注射器和冲洗针头对切口两侧角膜基质层适当注水,造成轻度水肿,以达到密闭切口的目的。最后从辅助切口向前房内注入适量平衡盐灌注液形成前房,就可以放心结束手术了。

(崔红平)

第五章

人工晶状体屈光度数测算

白内障超声乳化技术和人工晶状体的发展推动了白内障手术理念的发展。目前，"屈光性白内障手术"（refractive cataract surgery）这一名词被越来越多地提及。人工晶状体屈光度数的精确测量是实现屈光性白内障手术的基本要求。其主要包括白内障手术眼部参数测量和人工晶状体屈光度数计算公式两个部分。白内障手术眼部参数测量包括眼轴（AL）、角膜曲率（K）、前房深度（ACD）、角膜水平直径（CD）的测量。最主要的测量方法包括超声生物测量和光学生物测量。

Olsen 认为在白内障术后的屈光误差中，54% 来源于眼轴测量误差，8% 来源于角膜曲率测量误差，38% 来源于前房深度的测量误差。

第一节　术前生物学测量

一、角膜曲率测量

角膜的屈光力约占全眼屈光力的 2/3，若角膜曲率测量出现误差，将极大影响白内障术后的目标屈光度。曾有研究表明，角膜屈光力 1D 误差可引起术后 0.8~1.3D 的屈光误差。目前常见角膜曲率测量工具包括角膜曲率计、角膜地形图仪、Pentacam 三维眼前节分析仪、光学相干生物测量仪（IOL-Master、LENSTAR）、波前像差仪等。

（一）角膜曲率计

角膜曲率计操作方便，价格便宜，容易普及，目前在临床上广泛应用。角膜曲率计是基于光学反射原理，假设角膜光学面为球面或球柱面，通过测量角膜前表面中央 3mm 中央区域内 2 条相互垂直子午线曲率半径值，按照修正后的生理角膜屈光指数计算出全角膜总屈光力的角膜扁平 K 值（最小 K 值）和陡峭 K 值（最大 K 值），再通过计算角膜扁平 K 值和陡峭 K 值的平均值得出角膜曲率平均值。其精确度可达 ±0.25D。角膜曲率计不能提供角膜中央或周边各个点的角膜曲率，它只是利用角膜中央 3mm 范围内 4 个局部点的数据计算出角膜曲率。对于大多数正常角膜的人工晶状体度数计算，角膜曲率计能够完全胜任。但当角膜过陡、过平或有不规则散光时，角膜曲率计则不能直观反映。角膜曲率计分为手动式和自动式两类。手动式角膜曲率计在测量散光的可信度方面优于自动角膜曲率计。自动角膜曲率计则排除了检查者主观因素对结果的影响，但其需要被检查者的良好注视。此外，测量过程较为耗时，尤其对于儿童患者，检查无法配合而在应用范围上受到一定限制。

(二) 角膜地形图仪

角膜地形图仪是基于 Placido 盘原理,由 Placido 盘的投射系统将 16~34 个同心圆环(每一圆环上都有 256 个点计入处理系统,共约 7000~8000 数据点)均匀地投射到从中心到周边的角膜前表面。测量面积可达到 95% 以上。这些环形图像再通过图像监测系统进行实时的图像监测和调整,并进行摄影和储存。由计算机处理和分析数据,从而得到角膜曲率值及其他参数。

与角膜曲率计相比,因其测量的角膜范围更为广泛,因此对于过于平坦或过于陡峭的角膜也可准确测量其屈光力,且精确度较高,还可以分辨不规则角膜散光并筛查早期圆锥角膜。

目前的 Orbscan Ⅱ眼前节分析系统采用了 Placido 系统和裂隙扫描技术,可以测量角膜前、后表面地形图,角膜前、后表面高度,角膜厚度、前房深度等参数。角膜地形图对角膜周边部的测量欠敏感。同时,角膜地形图测量结果还易受干眼、眼眶高度和眼球内陷程度的影响。

(三) 光学相干生物测量仪

IOL-Master(Carl Zeiss)是利用偏振光学相干干涉原理来测量眼前节参数的新式光学生物测量仪器。其测量角膜曲率的原理与角膜曲率计相同,测量反射光影像之间的距离。通过仪器的摄像系统记录投射在角膜前表面上的以直径为 2.3mm 成六角形对称分布的 6 个光点的反射影像,分析测量 3 个方向上相对应的光点,从而计算出环形表面的曲率半径。因此,只能测量两点间的平均角膜曲率,不能反映整个角膜前表面的曲率信息。有些研究表明,IOL-Master 测量的角膜曲率与角膜曲率计测得的结果差别较大。

Lenstar(Haag-Streit)也是利用低相干光反射测量原理设计的光学生物测量仪。其通过仪器的照相机记录投射在角膜前表面 2 个同心圆(直径 1.65mm 和 2.30mm)32 个光点的反射,测量分析相对应的光点,获得环形的表面曲率半径数据。研究表明,IOL-Master 与 Lenstar 测量的角膜曲率有着高度相关性,无统计学意义。

(四) Pentacam 三维眼前节分析仪

Pentacam 是一种利用 Scheimpflug 光学成像原理、记录眼前节成像并进行测量分析的新型眼前节分析设备。其可获得从角膜缘到角膜缘的全部角膜前、后表面地形图以及切线位、轴位的曲率地形图。此外,还可显示偏心、中央角膜的曲率半径以及散光等角膜参数。

Pentacam 所测量的数据为角膜高度数据与其测量方向及参考位点的轴位无关,依据精确的高度数据计算出相应位点的角膜曲率值,从角膜曲率的测量原理分析,Pentacam 应该比 IOL Master 测量的 K 值更为准确。此外,该系统具有检查时间短、非接触、易被患者接受等优点。

二、眼轴测量

眼轴长度的测量是人工晶状体计算极为重要的参数。研究提示,白内障术后屈光误差中 54% 来源于眼轴测量。1mm 的眼轴测量误差可以导致 3D 的术后屈光误差。目前临床常用眼轴测量分为超声生物测量和光学生物测量两类仪器。

(一) 超声生物测量

超声方法是利用超声波在不同密度的眼部组织中作轴向传播时,其声阻抗各不相同,因而产生回声。目前在临床应用广泛。其测量的眼轴是指从角膜前表面至视网膜内界膜的距离。其包括了角膜厚度、前房深度、晶状体厚度和玻璃体腔长度的总和。分为接触式和浸入式两种。

这两种方法都与操作者良好操作技能有关。接触式 A 超其测量误差约为 0.1mm,而浸入式 A 超测量误差约为 0.05mm。虽然浸入式 A 超精确性更好,但其操作烦琐。目前,接触式 A 超在国内临床应用更广。

(二) 光学生物测量

光学生物测量是应用相干干涉测量技术的光学生物测量仪。国内目前常用仪器为 IOL-Master 和 Lenstar 两种。其测量的是真正意义的眼轴长度,即从泪膜前表面至视网膜色素上皮层之间的距离。与传统超声生物测量相比,其优势明显。具体表现为:

1. 具有更高的分辨率,精确到 0.01mm。
2. 非接触式操作,受操作者影响小,具有良好重复性。
3. 操作时间短,可同时获得很多眼部参数。如角膜曲率、前房深度、角膜直径等。
4. 对于人工晶状体眼、无晶状体眼、硅油眼测量时,具有良好的结果。
5. 可应用于角膜屈光手术后的白内障患者。

但对于一些不能良好注视患者,角膜、玻璃体明显浑浊患者,晶状体极度浑浊患者,光学生物测量无法进行或结果不准确。因此这时仍需要采用传统超声生物方法进行测量。

三、前房深度的测量

对于有晶状体眼人工晶状体手术和前房型人工晶状体植入术、某些合并青光眼患者的白内障手术,前房深度测量有着重要的意义。常用测量方法包括 A 型超声测量、光学生物测量(IOL-Master、Lenstar 等)、Orbscan Ⅱ、Pentacam 等眼前节分析系统测量。

相比较而言,因 A 型超声可能存在探头按压角膜,造成前房变浅,所以非接触式的光学生物测量(IOL-Master、Lenstar 等)、Orbscan Ⅱ、Pentacam 等一些设备更有优势。一些研究表明,Lenstar、Pentacam 测量前房深度可能具有更好的重复性和准确性。

四、角膜水平直径的测量

角膜水平直径的测量其实反映的是前房直径的测量。因为目前前房直径直接测量困难,所以临床上常用角膜直径估算前房直径大小。并依此作为选择人工晶状体大小的依据,尤其对于有晶状体眼人工晶状体植入术。

常用测量方法有量规手工测量、IOL-Master、Orbscan Ⅱ、Pentacam 等测量方法。

第二节   人工晶状体屈光度数计算公式

精准的人工晶状体屈光度数是实现屈光性白内障手术的必要条件。主要分为早期的经验公式和后期的理论公式两类。

早期的经验公式采用模型眼的计算结果,正常晶状体的屈光度为 19D。因此,在 20 世纪 80 年代,植入的人工晶状体均为标准的 +19D。因其术后较大的屈光误差,目前临床一般不再应用。

理论公式是通过应用逐步回归分析的方法,回顾分析大量用理论公式计算人工晶状体植入术后患者的相关数据,经过统计分析所得。依据其预测和计算有效人工晶状体位置(effective lens position,ELP)的不同,目前,已有四代人工晶状体屈光度数计算公式。有效人工晶状体位置是指超声乳化白内障吸出术后从角膜前表面到人工晶状体平面的距离。早期曾用前房深度替代,但前房深度不能准确描述人工晶状体的位置。

一、第一代计算公式

第一代计算公式以 Binkhorst 公式(1975)和 SRK-I 公式(1980)为代表。其中,SRK-I 公式:

$$P=A-2.5AL-0.9K$$

式中:P 为人工晶状体屈光度数;K 为角膜屈光力;AL 为眼轴长度;A 为常数。一般由人工晶状体生产厂家提供。

在此代公式中,前房深度(ACD)为定值。适合的眼轴长度为 22.0~24.5mm。已有研究表明,白内障手术前后眼轴长度和角膜曲率无显著变化,但 ACD 发生变化。术后前房深度与眼轴呈正相关,恒定的前房深度会导致长眼轴患者的术后预测 ACD 值减小,短眼轴患者术后预测 ACD 值增大,从而分别导致远视和近视的产生。

二、第二代计算公式

20 世纪 80 年代,出现了以 SRK-II 公式(1988)和 Binkhorst-II(1981)公式为代表第二代计算公式。考虑了因恒定前房深度所导致长眼轴、短眼轴的较大屈光误差。其中,SRK-II 公式为:

$$P=A-2.5AL-0.9K+C$$

式中:C 依眼轴长度取不同的值。

此公式,考虑了不同眼轴长度导致的不同前房深度值,较第 1 代公式有所提高,但公式中眼轴与前房深度之间为线性关系的直线变化,使其精确性在短眼轴和长眼轴的应用中受到影响。

三、第三代计算公式

20 世纪 90 年代,推出了 SRK-T(1990)、Holladay(1988)、Hoffer Q(1993)公式为代表的第三代计算公式。特别针对非正常眼轴而各自建立的新的第 3 代公式,提出了有效人工晶状体位置这一概念。有效人工晶状体位置设定为眼轴长度和角膜屈光力的函数,使有效人工晶状体位置预测更为准确,明显优于第二代公式。目前,临床上广为应用。

四、第四代计算公式

第四代计算公式以 Holladay-II(1996)、Haigis(2000)公式为代表。因角膜屈光力和眼轴长度仍然不能精准计算有效人工晶状体位置。例如,即使角膜屈光力和眼轴长度相同,因眼前后节比例不同,导致不同的有效人工晶状体位置。Holladay-II 公式应用 7 个变量,分别为年龄、术前屈光状态、眼轴长度、角膜屈光力、前房深度、角膜直径和晶状体厚度,来预测人工晶状体的有效位置。目前为止,有人认为其为最精准的人工晶状体计算公式。但其为收费软件,费用较高。7 个参数需要手动输入。Haigis 公式:

$$d=a_0+(a_1\times ACD)+(a_2\times AL)$$

式中:d 为有效人工晶状体位置;ACD 为前房深度;AL 为眼轴长度。a_0、a_1、a_2 为通过多回归分析获得的常数。因为其不需要角膜屈光度参数,因此可以应用于角膜屈光手术后白内障患者。Haigis 公式为 IOL-Master 仪器自带计算公式,计算方便。但 Haigis 公式需要同一个手术医师大量的手术病例来优化常数。

总之,随着对有效人工晶状体位置预测越来越准确,人工晶状体计算公式的准确性将越来越高。

2000 年 Hoffer 的研究中建议依不同的眼轴长度来选择不同的人工晶状体计算公式。短眼轴(<22.0mm),建议 Hoffer Q 公式;正常眼轴(22.0~24.5mm),建议 Holladay-I、SRK/T、Hoffer Q 公式;中长眼轴(24.5~26.0mm),建议 Holladay-I公式;长眼轴(>26mm),建议 SRK/T 公式。Holladay-II公式在所用组中都适用,但其要求的参数较多。对于极短眼轴(<18mm),Holladay-II公式更合适些(表 5-2-1)。

表 5-2-1　依不同的眼轴长度来选择不同的人工晶状体计算公式

轴长(mm)	建议公式	轴长(mm)	建议公式
<22.0mm	Hoffer Q	24.5-26.0mm	Holladay-I
22.0-24.5mm	Holladay-I、SRK/T、Hoffer Q	>26mm	SRK/T

Gale 等曾建议正常眼人工晶状体植入术后,应有 55% 预期屈光度 ±0.5D 以内,85% 预期屈光度 ±1.0D 以内。

根据尖峰眼科各位专家的讨论和经验,SRK/T 与 Hoffer Q 更接近更适合短眼轴患者;高度近视患者用 SRK-II公式计算更准确。

第三节　准分子激光近视治疗术后人工晶状体屈光度数的计算

目前,准分子激光矫正近视的手术在临床广泛开展。随着第一批准分子激光矫正近视患者渐渐出现白内障,可以估计,这类白内障患者将越来越多。但是目前准确计算其人工晶状体屈光度数仍是一个挑战。

一、影响人工晶状体屈光度计算误差的因素

影响其误差的原因主要有两个因素:角膜屈光力测量误差、有效人工晶状体位置。

(一)角膜屈光力测量误差

正常情况下角膜屈光力计算公式为:

$$D=1000\times(n-1)/R$$

式中:D 为角膜屈光力;n 为角膜屈光指数;R 为角膜前表面曲率半径。

在准分子激光矫正近视术后,常出现角膜 K 值被高估,导致人工晶状体屈光力低估,导

致术后产生远视。导致这种现象的原因常常为角膜曲率计和角膜地形图所测得的角膜前表面屈光力不能代表整个角膜屈光力。

角膜曲率计仅仅测量角膜旁中央 4 个点(3mm 直径范围),而角膜近视屈光手术后角膜中央区域变平坦。角膜曲率计和角膜地形图所使用的标准角膜折射系数(多为 1.3375)将测得的角膜前表面曲率转换成整个角膜屈光力。其基于两个假设:角膜厚度为 Gullstrand 模型眼所用的角膜厚度为固定的 500μm;角膜前后表面曲率之比为常数(约为 0.82)。研究显示,角膜准分子术后,这两者都发生了改变,所以上面的公式不再适用,若据此计算必然导致计算的不准确。

(二) 有效人工晶状体位置

有效人工晶状体位置是人工晶状体计算公式中重要的参数。在第三代人工晶状体计算公式中,有效人工晶状体位置由角膜屈光力和眼轴长度计算得到,屈光术后角膜屈光力发生变化,从而导致预测的有效人工晶状体位置可能出现偏差。

另外,由于近视性屈光术后的患者常为长眼轴,或巩膜葡萄肿患者,造成了眼轴测量的困难,推荐应用光学测量方法或浸入式超声测量,而非接触式超声测量。

二、角膜屈光力计算方法

目前,临床上有多种计算角膜屈光术后角膜屈光力的方法,这些方法总的来说,分为两类:第一类方法需要详细的临床资料,主要包括临床病史法、Masket 法、Feiz-Mannis 法等;第二类方法不需要术前资料,主要有角膜屈光力直接测量法、硬性角膜接触镜法、Rosa 矫正因子法、改良 Malony 法等。

(一) 需要术前资料的方法

1. 临床病史法　目前临床上认为其为计算角膜屈光术后人工晶状体屈光度数的计算的"金标准"。指对现角膜屈光度的估算来自角膜屈光手术前的资料。1989 年首先由 Holladay 提出,其中术后 K 值等于屈光手术前角膜屈光力减去屈光手术引起的屈光度的改变量。

公式为:
$$Ka=Kp+SEp-SEa$$

其中,Ka 为屈光手术后中央角膜屈光力,Kp 为屈光手术前平均角膜屈光力,SEp 为术前屈光状态,SEa 为稳定的术后屈光状态。但需要注意将术后 K 值改变量(SEp-Sea)需将框架眼镜平面的屈光度转换为角膜平面的屈光度。另外,屈光手术后稳定的屈光状态是指屈光手术后 6 个月而没有发生白内障时的屈光状态,而非指白内障术前的屈光状态。因白内障往往会造成一定程度的屈光改变,从而影响计算的准确性。

2. Masket 法　Masket 法是指根据激光手术所矫正的屈光度数来推算屈光术后人工晶状体屈光度数。

计算公式为:
$$IOL\ adjust=IOL\ post+(\Delta D \times 0.326)+0.101$$

IOL adjust 是指要植入人工晶状体屈光度数;IOL post 是指角膜屈光术后计算人工晶状体屈光度数;ΔD 是指屈光手术前后眼镜平面的屈光度变化量。

3. Feiz-Mannis 法　Feiz-Mannis 法是指用角膜屈光手术前屈光力计算人工晶状体屈光度数。

其计算公式为：

$$IOL\ post=IOL\ pre-(\Delta D/0.7)$$

IOL post 是指角膜屈光术后将植入人工晶状体度数；IOL pre 是指角膜屈光手术前角膜曲率计算的人工晶状体度数；ΔD 是指屈光手术前后眼镜平面的屈光度改变量，近视矫正取负值，远视矫正取正值。

(二) 不需要术前资料的方法

1. 硬性角膜接触镜法　这种方法不需要术前资料，是指用已知基础弧度和屈光度的硬性角膜接触镜过矫患者的屈光度，用所得到的验光结果来计算角膜屈光度。

其计算公式为：

$$Ka=Bc+Pc+SEc-SEk$$

Ka 是指屈光术后角膜屈光力；Bc 是指角膜接触镜的基础弧度；Pc 是指角膜接触镜屈光度数；SEc 是指戴角膜接触镜后的等效球镜度数；SEk 是指戴角膜接触镜前的等效球镜度数。一些文献报道这种计算方法的计算结果不够准确，其可能的原因为屈光手术改变的角膜前表面与角膜接触镜后表面曲率不匹配。

2. 改良 Meloney 法　这种方法是把角膜地形图测得的角膜中央屈光力转换成角膜前表面屈光力，然后再减去角膜后表面屈光力，得到术后角膜中央屈光力。

其计算公式为：

$$IOL\ post=(CCP\times1.114)-6.1D$$

其中，IOL post 是指术后角膜中央屈光力；CCP 是指角膜地形图测得的中央屈光力，其假定角膜后表面屈光力为6.1D。

3. 角膜屈光力直接测量法　这种方法是指 OrbscanⅡ和 Pentacam 等基于高度原理或利用光学截面进行分析角膜的系统，可以直接准确测量角膜前后表面曲率。传统的角膜曲率计或早期的角膜地形图都是假设角膜前后表面是接近平行的，假设 LASIK 或 PRK 术后角膜前后表面关系未变，从而错误评估角膜屈光力。基层医院也可以选取角膜地形图，测量中央3mm 角膜曲率，代入常规公式换算人工晶状体度数。

Haigis 使用 Haigis-L 公式对222 只准分子激光近视手术后的患眼进行了 IOL 度数计算，IOL 植入术后，近视组有98.6% 在预期值 ±2D 内，82.9% 在预期值 ±1D 内，59.9% 在预期值 ±0.5D 内。

4. BESSt 公式　BESSt 公式是2006 年 Borasio 医师提出，若已知角膜前后表面曲率和角膜厚度，用高斯光学公式（GOF）计算"真实净角膜屈光力"。

$$F_{tot}=F_{ant}+F_{post}-(d/n)\times(F_{ant}\times F_{post})$$

也可以写成：

$$F_{tot}=[1/r_{ant}\times(n_1-n_0)]+[1/r_{post}\times(n_2-n_1)]-(d/n_1)\times[1/r_{ant}\times(n_1-n_0)]\times[1/r_{post}\times(n_2-n_1)]F_{ant}$$

式中：F_{tot}、F_{ant}、F_{post} 分别为角膜总屈光力、前表面屈光力、后表面屈光力，单位为屈光度（D）；n 是角膜折射率（1.376）；d 为角膜厚度（单位为米）；r_{ant}、r_{post} 分别为角膜前、后表面曲率半径（单位为米）；n_0、n_1、n_2 分别为空气折射率（1.000）、角膜前表面折射率（1.376）、房水折射率（1.336）。

目前，现有的人工晶状体计算公式都默认标准角膜曲率系数为1.3375，并没有考虑屈光术后角膜后表面曲率变化因素，导致目前人工晶状体计算公式结果的不准确。

Borasio 等基于回归分析结果，矫正了角膜屈光力值，然后再将结果应用于第三代人工晶状体计算公式（SRK/T、Hoffer Q 等）。目前最新的 BESSt2 公式有两个独立的运算公式，一个应用于近视术后，另一个用于远视术后。其结果与预测屈光力相差 0.5D 范围内近视眼、远视眼组达到了 38%；1.0D 范围内达到了 76%，远视眼组达到了 75%。

目前，BESSt2 公式已经成为 Pentacam 的一个可选择附加软件。其电脑版软件可根据不同的眼轴长度和 K 值选择不同的矫正公式。对于能提供屈光手术前资料的患者，其还可以将计算结果直接与临床病史法进行比较。但其不能用于有明显角膜 Haze 或者瘢痕的患者，也不适用于 RK 或 AK 术后的患者。

目前，互联网也为屈光术后人工晶状体屈光度的计算提供了很好的免费服务。如：Ken Hoffer 医师的网站在线提供了包含多种计算公式的数据服务；美国白内障与屈光手术学会网站也提供多种在线计算服务；亚太地区白内障与屈光手术医师协会也推出了"屈光手术后生物测量计算"的在线计算器。

（杨　阳　刘永松）

第六章

尖峰预劈核技术

尖峰预劈核技术定义:超声乳化前,先使用针尖与劈核钩,利用机械力量将核劈成碎块,再完成核乳化。

第一节 历史回顾

一、超声乳化里程碑技术

(一) 隧道切口
隧道切口增加了切口密闭性,术中操作安全性提高,术后并发症明显下降。

(二) 黏弹剂
黏弹剂的使用得以使眼内操作更安全、精准和从容。

(三) 撕囊技术
Gimbel 医师发明的撕囊技术,让超声乳化技术的安全性得到极大的提高。

(四) 劈核技术
有效提高了超声乳化的效率。

(五) 预劈核技术
是超声乳化的又一进步,通过在超声乳化前将核分开,减少了超声乳化的时间,降低了超声乳化对于角膜内皮细胞的损害。

(六) 激光预劈核技术
利用飞秒激光技术辅助完成白内障切口及预劈核,是对于白内障手术操作的又一次高科技应用。

二、尖峰预劈核的演变进程

1. 1996 年笔者采用水平雕刻技术(即改良的雕刻技术) 不同于普通十字雕刻,水平雕刻只雕刻上面 1/2,然后上下分开。这个技术很重要的一点是不进行水分离。注意,不进行水分离是笔者以后改进手术方式的一个基础。

2. 1998 年笔者根据自己的手术体会,发明了针尖劈核技术。

针尖劈核术的特点是利用 1mm 注射器自制成撕囊针撕囊,然后把撕囊针作为 CHOP 使用,这个手术也同样不需要水分离。

3. 2003年,受日本AKAHOSHI的预劈核技术启发,笔者针对硬核白内障改良了预劈器械,发明了针尖预劈核技术,即现在的尖峰预劈核技术。

尖峰预劈核技术最大的优点是不需要特殊器械,沿袭了笔者不水分的思路,对于硬核的处理特别得心应手。而且,由于完全在囊袋内操作,几乎不对悬韧带施加力量,还可以应用于各种复杂白内障手术。

读者可以通过"尖峰眼科公众号"查看课件分类的"白内障",或优酷搜索"刘保松的手术空间",看各章节的手术视频对照学习。

第二节 水平雕刻技术

雕刻技术(分而治之)(DIVID AND CONQUER)是白内障超声乳化最经典和传统的手法,也是目前各个白内障超声乳化培训机构培训的基本技术。

常规的雕刻技术一般是十字雕刻,在雕刻完以后将核分成4瓣,再分别通过超声乳化把核清除掉。但这个技术掌握起来的难点在于:雕刻的过程中看不到雕刻的深度,所以初学者在雕刻上花了很长时间,仍然无法雕刻出理想深度的槽,也影响了核的分开;完全的水分离影响了核在过程中的稳定性和可控性。

而笔者采用的水平雕刻技术(刘保松,1996)特点是:不进行水分离,核在雕刻的过程中稳定性好;由于是以中线为界限的上半部分的雕刻,每一次雕刻都可以清晰地观察到雕刻的深度,便于术者判断分开核的时机,大大增加了安全性,缩短了学习曲线。水平雕刻技术要点如下:

1. 以瞳孔中央1/2为界限。

2. 不水分离和水分层。

3. 雕刻时采用低负压、高能量,以不对核施加机械力量为标准。例如,有些机器可将能量设置为100%,负压10~30mmHg(图6-2-1)。

4. 分核 以超声乳化头固定核的上半部,使用辅助器械向相反方向用力,将核分开(图6-2-2)。

5. 超声乳化时需调整负压,升至最高的安全负压,根据机器性能设置为100~400mmHg,

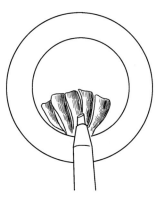

图6-2-1 水平雕刻

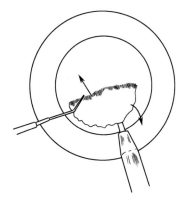

图6-2-2 分核

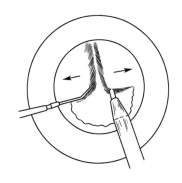

图6-2-3 水平雕刻
分开核后无需旋转,直接将下1/2的核劈开乳化

降低超声能量至有效超声乳化,一般可以设置为 40%~60%。

6. 分开核后无需旋转,直接将下 1/2 的核劈开乳化,再用辅助器械旋转 12 点位的 1/2 核块至 6 点位瞳孔区完成超声乳化(图 6-2-3)。

水平雕刻技术是推荐初学者掌握的安全超声乳化技术,而且缩短了超声乳化的学习曲线。初学者完全可以打消未行水分离而至旋核困难的顾虑,因为在雕刻的过程中核已经被进行了充分的水分离,不会增加旋核的难度。

第三节 针尖劈核术

针尖劈核术(刘保松,1998)是白内障 Chop 技术的一种,属于中间垂直劈核,类似于后来的 Quick Chop 技术。

针尖劈核术的手法就是在针尖撕囊后,在未水分离的情况下用针尖作为 Chop 进行劈核。由于针尖锋利,劈核的效率大大增加。无需担心针尖会扎破后囊,因为针尖的长度有限,而且在同时超声乳化针头已经充分固定了核的主体。针尖劈核术技术要点:

1. 超声乳化的负压设置为安全的最高负压,能量设置为最低的有效能量。

2. 将超声乳化针头埋入核的上 1/3~1/2 处,深度为核厚度的至少 2/3,以保证核的稳定性(图 6-3-1)。

3. 针头从下 1/3~1/2 处斜向下方,超声乳化针头斜向上方相对用力,可以很容易将核劈开。同时分开时顺势可以将核旋转为上下 1/2(图 6-3-2)。

4. 超声乳化针头吸住下 1/2 核的中央,针尖相对用力可以轻易把核再分成 1/4(图 6-3-3)。

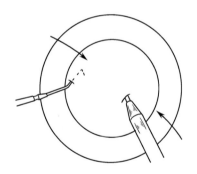 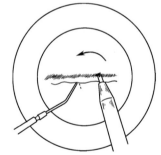 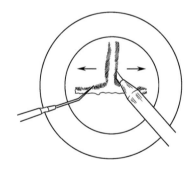

图 6-3-1　针尖劈核。超乳针头埋入 2/3 核厚度　　图 6-3-2　针尖劈核。劈开,旋转　　图 6-3-3　针尖劈核。再次劈开

5. 同样的操作将剩余的核乳化。

针尖劈核术的优势是利用简单的器械完成 Quick-Chop 技术,只要克服对于针尖的恐惧,很容易掌握。由于针尖预劈核术所有的动作都在瞳孔区完成,手术操作更加安全,特别适合处理小瞳孔的白内障。

第四节 尖峰预劈核技术

所谓尖峰预劈核技术(Cystotome Assited Prechop,CAP)(刘保松,2003),就是在用撕囊针

做了连续撕囊后,用普通的劈核钩将核先劈成4瓣,减少了超声乳化在前房的操作时间,降低对角膜和悬韧带的损伤,熟练的白内障医师只要掌握要点,在100例左右就可以掌握此项技术。

一、概念解读

如前面章节所述,Nagahara 在 1993 年的 ASCRS 上提出了超声乳化手术的劈核技巧(Phaco Chop),对比原来的雕刻技术,减少了超声乳化时间和能量。从此,超声乳化进入了一个个性化的时代。不同种类的 Chop 技术出现,确实推动了超声乳化技术的进步。但 Chop 技术只是减少了雕刻环节的能量和时间,有术者开始尝试预劈核技术。DODICK 的双钩预劈核技术成为预劈核技术的里程碑,随后,ALIO、AKAHOSHI、FUKASAKU、ESCAF 都发明了不同的预劈核技术。特别是 AKAHOSHI 自制的预劈核反向镊子,对于预劈核技术的推广有很大的促进作用。

目前,预劈核技术大致分为三类:手法预劈、超声振动预劈及飞秒激光预劈。其中,手法预劈操作最安全方便、节省能量。笔者发明的尖峰预劈核,只需要最普通的 1ml 注射器针头和最普通的劈核钩。

二、尖峰预劈核术技术要点

(一)撕囊针的制作

撕囊针用 1ml(27G)注射器的针头,以显微持针器将斜面的 1/3 左右弯成接近 90°(图)。注意,针尖的角度是 95°左右,不可以小于 90°,否则影响预劈核时候作用力的方向(图 6-4-1)。

(二)撕囊和预劈核

1. 采用自制撕囊针,以牵拉快速撕囊法连续环形撕囊(CCC)。

2. 针头勾住核的上 1/3,轻轻向 12 点切口处牵拉核,让对侧核赤道部暴露,侧切口伸入 Chop,勾住核的下方 5 点钟左右的赤道部(为保持核的稳定避免旋转,不需要水分离或水分层)(图 6-4-2A,图 6-4-2B)。

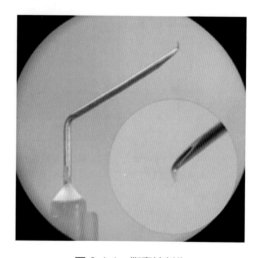

图 6-4-1　撕囊针制作

针头保持在和上部 1/3~1/2 之间,斜向下方核中心的方向用力以固定核。同时,对侧的 Chop 勾住下方核赤道部,水平斜向下,和针头相对用力,在两个器械接近的时候横斜向用力,轻轻将核分开(图 6-4-3A,图 6-4-3B)。

3. 同时旋转核,将劈开的上下 1/2 核旋转为上下两块(图 6-4-4A,图 6-4-4B)。

由于机械的力量,在预劈核的时候,核与皮质已经被充分分离,起到了水分离的效果。

4. 撕囊针针尖轻拉下方已经劈开的 1/2 核块,以同样的方式将 Chop 伸到下方核的赤道部,针尖和 Chop 相互用力,将下方的核再劈成两半(图 6-4-5A,图 6-4-5B)。

5. 以撕囊针和 Chop 勾住上方 1/2 核的两端,将核块旋转到下方,以同样的手法将核再劈成两半。

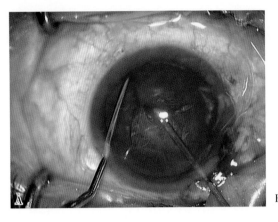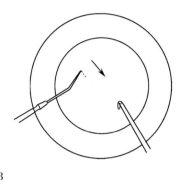

图 6-4-2

A. 尖峰预劈核。针头勾住核的上 1/3, Chop 钩勾住 5 点钟赤道部核; B. 尖峰预劈核。针头勾住核的上 1/3, Chop 钩勾住 5 点钟赤道部核

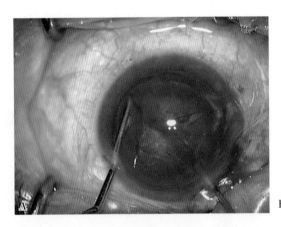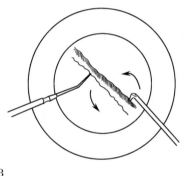

图 6-4-3

A. 尖峰预劈核。在两个器械接近的时候横斜向用力,轻轻将核分开; B. 尖峰预劈核。在两个器械接近的时候横斜向用力,轻轻将核分开

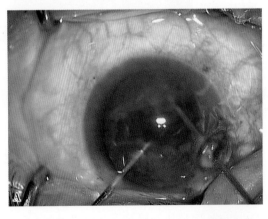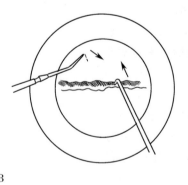

图 6-4-4

A. 尖峰预劈核。旋转分核; B. 尖峰预劈核。旋转分核

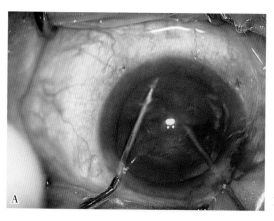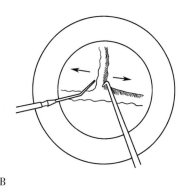

图 6-4-5

A.尖峰预劈核。同样方法再次劈下方核块;B.尖峰预劈核。同样方法再次劈下方核块

如果核很大很硬,可以将核继续劈成不同的小块。

6. 以 Chop 辅助,开始常规超声乳化手术。

注意:对于软核,预劈核的时候技巧只需简单调整。上下劈开后无需旋转,针头和 Chop 垂直于第一次劈核的经线相互作用进行预劈核即可,尽管由于软核及松软的皮质让预劈核后的核部不能完全分开,但超声乳化的时候,仍然非常有助于核顺利吸出。

对于过熟期皮质严重液化的患者可能会因为核的游离难以固定,初学者对于这类患者可以不采用尖峰预劈核技术。

三、应用体会

自从 2003 年开始采用尖峰预劈核技术以来,作者采用这个技术已经完成白内障超声乳化手术超过 30 000 例。尖峰技术特别适合于黑核及复杂病例,如小瞳孔、浅前房、悬韧带异常甚至半脱位、假性囊膜剥脱综合征等。因为尖峰预劈核技术在超声乳化之前已经将核劈成小块,减少了对于囊袋的压力,可以在小瞳孔中央区完成超声乳化。

很多人担心针尖会刺破后囊,质疑尖峰预劈核掌握的学习曲线。其实,只要熟悉要点,就不难掌握。一些超声乳化技术熟练的医师,在不到 100 例手术后就顺利掌握了尖峰预劈核技术。

尖峰预劈核技术与传统的超声乳化比起来,能量可以减少 1/2,手术时间也可以极大缩短。现在,笔者对于普通的白内障手术,可以在 3 分钟以内完成一例,对于软核,更可以在 2 分钟以内完成,曾经在 9 个小时以内完成 131 例白内障手术,其中包括一些复杂病例。

DODICK、ALIO、AKAHOSHI、FUKASAKU、ESCAF 的这些不同的预劈核技术从发明到推广,再到慢慢很少有人使用,一方面由于操作复杂,大部分都需要在水分离或者吸出松软的皮质后再注入黏弹剂,增加了手术的时间和流畅度。同时,单手预劈软核会对于囊袋施加一定压力。另一方面是需要医师改变手术习惯,而且还需要专用的器械。所以,AKAHOSHI 的 Karate 技术在经过了辉煌的推广期后,终究还是被很多医师逐渐放弃。

飞秒激光辅助的白内障手术现在已经成为白内障超声乳化手术新的里程碑,其优势主要在于过熟期撕囊及在角膜切口的标准化方面,而撕囊口的坚韧性、硬核白内障的碎核时间长、辅以手法机械分核及对虹膜的刺激等细节尚需完善。另外,由于设备的昂贵,操作复杂,目前对于基层医院很难普及。

尖峰预劈核技术则无需增加手术器械和改变手术习惯,便可使手术步骤更流畅,提高手术效率,减少手术并发症。建议作为大多数白内障医师需掌握的基础技术进行推广。

第五节　尖峰预劈核小切口改良技术

在普通手法小切口白内障手术中,同样可以利用尖峰预劈核技术,即使对于硬核,通过5mm 左右的切口仍然可以顺利完成手术。

手术要点:

1. 作侧切口及 5mm 巩膜隧道切口。

2. 以自制撕囊针连续环形撕囊(CCC)直径 6mm,硬核则需要 6~6.5mm。

3. 针尖固定核的中间上 1/3~1/2 之间,向上轻拉核,帮助暴露核下方赤道部,Chop 从侧切口进入,固定在下方赤道部。

4. 针尖斜下方力量固定核,Chop 斜下并向瞳孔中央的方向,和针尖相互用力。在两个器械接近时横向用力将核分开。但无需将核彻底分开,可以让上方 1/5 左右相连(图 6-5-1)。

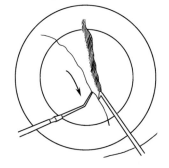

图 6-5-1　无需将核彻底分开,可以让上方 1/5 左右相连

5. 将核做 180° 旋转,分开部分朝向切口方向(图 6-5-2)

6. 针尖和 Chop 一起夹持左侧没有完全分开的 1/2 核,脱出囊袋。

7. 以细长的圈套器将 1/2 核拖出切口,同时可以带动没有完全分开的剩余的 1/2 核旋转脱出囊袋(图 6-5-3)。

8. 用圈套器或者黏弹剂将剩下的核经隧道口取出(图 6-5-4)。

9. 吸出皮质,注入黏弹剂并植入人工晶状体完成手术。

10. 检查切口密闭性,大部分无需缝合。

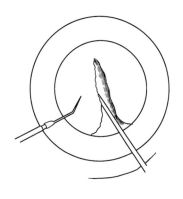

图 6-5-2　旋转至劈开部分朝向切口方向

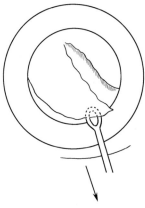

图 6-5-3　圈套器娩出时顺势带动剩余 1/2 核块出囊袋

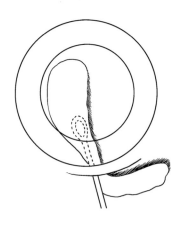

图 6-5-4　取出剩余核块

(刘保松)

第七章

复杂白内障手术技巧

第一节　外伤性白内障

外伤性白内障是因为眼球受到直接或间接的机械损伤,导致晶状体变性混浊而形成,严重者可影响视力。工作、体育活动和日常生活中一些具有潜在的危害都可能造成眼球意外的伤害,羽毛球、气囊、玩具枪弹丸对眼球的钝挫伤,铅笔、小刀、工具、飞行小异物对眼球造成的严重穿通伤都会造成外伤性白内障(图 7-1-1)。这一类白内障多发生在青少年或青壮年,伤情复杂、临床表现多样、术后对视觉质量要求高,因此外伤性白内障是眼前段医生所面临的技术要求最高的手术之一,要求临床医生必须综合各方面因素,结合自己的经验,选择恰当的治疗方案。

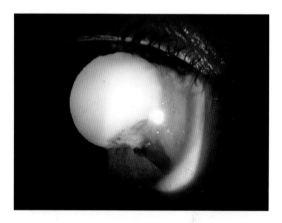

图 7-1-1　钝挫伤引起的外伤性白内障

对急性的重度外伤患者,医师应充分评估患者的心理状态,提供适当的医学建议、安慰及心理疏导,阐明外伤手术的不可预测性以及术后近期、远期的预期疗效。一些患者期望术后视力能够恢复到受伤前水平,然而,对于任何病例,术后效果都难以预计。虽然医师理解患者的期望,但更应提倡"充分沟通、细致检查、谨慎承诺"的原则。

一、外伤病史采集

详细的病史采集可以为医师提供非常有用的信息。仔细了解导致损伤的物品、损伤的力量及机制有可能给我们提供诊断线索,便于预测是否存在隐蔽的穿通伤、眼内异物及是否合并眼后段损伤。如为金属互相撞击引起的创伤,应警惕有无眼内含铁异物。在开放性眼球外伤的病例中,询问受伤的环境可能提供一些线索,有助于发现导致潜在感染和炎症的物质。

由于儿童和青少年有可能在最初的时候不能清晰如实地讲出相关情况,具体场景常常在几周甚至几个月都不能详细了解,所以临床医师对这些患者提供的病史,需要保持高度的警觉性,不可轻易据此排除任何可能性。

　　一些患者在受伤后几个月、几年甚至几十年才表现出外伤性白内障，由于时隔太久，这些患者可能已经忘记受伤细节，甚至忘记是否曾经受过伤，可能在医师提出的几个引导性问题后，才回忆起受伤时的一些细节。

　　最后，须患者确认病史采集单并签字，以免引起不必要的法律纠纷。

二、眼科检查

　　1. 视功能评估　应在标准环境下检查对数视力表，但对于一些急性眼外伤患者，很难在标准情况下进行理想的视力测定，可以通过光感、手动、指数、能否辨认面容、读出医院知情同意表格上的文字进行判断。尽管这种视力检查的办法可能在急性眼球穿通伤的情况下低估患者视力，但是适当的文件记录，告知患者及其家属相关病情，可以避免以后因为患者及其家属对初始损害程度的不准确判断而出现医疗纠纷。

　　眼部检查时切忌用力同时撑开患者的上下眼睑，以免引发患者挤眼动作而致眼内容物脱出。

　　2. 裂隙灯显微镜检查　裂隙灯检查十分重要，可以为手术治疗提供大量信息。应仔细观察结膜下的可疑血肿、角膜、巩膜是否有穿通或撕裂损伤；观察前房是否有异物存留或玻璃体脱出；对瞳孔的形状进行记录，评估虹膜的损伤和丢失的程度；要对晶状体进行仔细检查，观察是否有囊膜破损、异物滞留、晶状体偏移或异位，是否有虹膜或晶状体震颤。然而，一些开放性眼球穿通或撕裂伤患者术前无法进行裂隙灯检查，这使术中及术后的治疗面临更大的挑战。

　　3. 眼底检查　如果能够看到眼底，应行检眼镜的检查，以确定是否有视网膜裂孔、撕裂或震荡。发现视网膜下或者脉络膜下的出血有助于对患眼预后进行评估。当出现脉络膜下出血时，术者应慎重选择手术时机，并对术中后房压升高有所准备。

　　4. 特殊检查　异物穿通伤的患者，可能存在眼球内或者眼眶内异物，应常规行薄层CT检查予以判定和异物定位。磁共振扫描对处理外伤性白内障没有特殊帮助，相反会在眼球或眼眶内有强磁性异物时，可导致更严重的损伤。B型超声波检查可以确定晶状体后囊的破裂、移位，也可以确定眼后段的情况，B型超声波检查提供的信息可能决定手术医师摘除白内障的术式选择。当检查发现脉络膜上腔出血时，眼前段手术医师应该考虑经睫状体平坦部行前段玻璃体切除术，或推迟手术，保守治疗直到出血吸收。如果有大量的脉络膜上腔出血，可以请玻璃体视网膜专科医师会诊是否需要手术引流积血。

三、术前评估

　　病史采集和眼部检查结束后，对外伤性白内障患者进行详尽的术前评估非常有必要，这有助于预测手术过程中可能发生的情况。手术前的评估是为了判断眼球损伤的程度，从而制订手术方案，提前确定手术过程中所需要的所有手术器械、设备、缝线、黏弹剂等。详尽的术前计划可以减少手术意外的发生和程度，使医师有条不紊地施行手术，以利于最大程度恢复患者视力。

四、外伤性白内障手术原则

　　1. 外伤眼处理首先恢复眼球的闭合状态　合并眼球穿通伤者，应先处理角膜及巩膜伤口。伤口较大,且不规整者,则无论是否合并眼内容物脱出,都需要作细致的缝合,严密关闭伤口,形成前房,然后再考虑白内障手术(图 7-1-2);而伤口较小且规整者,可不缝合(图 7-1-3)。切记不可借助外伤伤口作白内障手术切口。是否进行一期白内障手术要根据患者眼球的损伤程度及术者自身的技术特点进行选择。

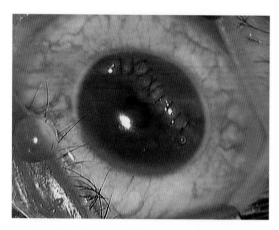
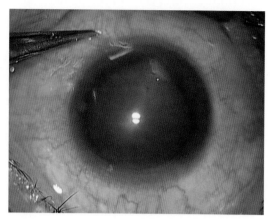

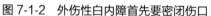

图 7-1-2　外伤性白内障首先要密闭伤口　　　　图 7-1-3　伤口较小且规整者,可暂不作缝合

2. 婴幼儿外伤性白内障的处理　无论在技术准备方面,还是在术后无晶状体矫正方面都有其特殊性和复杂性,将在另外章节详细讨论。

3. 年轻的外伤性患者　如果只是晶状体皮质混浊而没有玻璃体溢入前房,可在角膜伤口缝合后,另作切口行灌注吸除术。

4. 年长有硬核的白内障患者　如果没有严重的组织损伤,且瞳孔散大良好,前房深度正常,角膜内皮细胞数无严重下降,可考虑行超声乳化吸出术。

5. 如果术前检查或术中发生悬韧带部分离断,可在植入晶状体囊袋张力环后,继续进行超声乳化手术。若晶状体脱位较严重不适合行超声乳化手术,应采取囊内摘出术(ICCE),或玻璃体切割器行晶状体切除术(lensectomy)。

6. 外伤性白内障如伴有玻璃体积血、混浊,甚至增殖性病变而需要进行玻璃体切除手术时,可考虑行同期联合手术。

7. 合并眼内异物存留病例　应根据异物的性质、大小、部位等情况选择恰当的术式。如异物位于前房或晶状体内,不管其是否为磁性,可以在白内障手术同时摘出异物,如异物位于眼后段,可先行白内障摘除术,于术后 2~3 周后行异物摘出。也可采用经睫状体平坦部切口摘出异物后,再行二期白内障摘出,或同期联合手术。

五、手术设计及技巧

术者应该提前对手术过程有所计划,术前尽量对手术过程的每一步都要仔细考虑,做好预案。

(一) 麻醉

根据患者眼球的损伤程度和自身条件选择全身麻醉或局部麻醉。全身麻醉为开放性眼外伤患者在手术中提供最大的安全性。而对于相对安全的眼球,可以根据患者的配合程度以及手术时间的长短,选择局部麻醉或者全身麻醉。表面麻醉只是在单纯性白内障患者中应用。如果估计患者玻璃体腔压力较大,可以在术前静脉滴注甘露醇。

(二) 手术切口的位置

切口通常是便于术者操作的最佳方位。可采用标准巩膜隧道切口或透明角膜隧道切口。在特殊情况下也可直接作传统的角膜缘切口。

(三) 黏弹剂的选择

对外伤性白内障患者在选择黏弹剂时要考虑几个因素,某些情况可能要选择多种黏弹剂。当完整的玻璃体前界膜发生部分暴露的时候,可使用弥散型黏弹剂用来压回玻璃体,这类黏弹剂还具有良好的内皮保护能力,对于因为外伤而导致角膜内皮细胞丢失的患者非常适用。对某些患者可以应用"软壳技术",即联合应用保护内皮的弥散型及维持手术空间、容易吸除清晰度高的内聚型黏弹剂。先在前房注入弥散型黏弹剂使之填充角膜下的区域,然后在晶状体前注入内聚型黏弹剂,这样就将弥散型黏弹剂压向角膜内皮方向,在其表面形成一个薄的保护层。一些手术医师较喜欢使用具有了"假塑性"的黏弹剂,该黏弹剂具有出色的空间维持能力,在高流量的液体中,其内聚性减弱,具有类似于弥散型黏弹剂的特点。任何医师都应该警惕在手术完成后,黏弹剂在眼内残留可能导致术后眼内压升高。

(四) 撕囊

无论是眼部钝挫伤,还是眼部的锐器伤,都可能导致前囊膜的破损,术者应该尽量将破裂的前囊处理为完整的撕囊口。相比开罐式截囊和部分撕囊术,完整的撕囊口具有更好的机械完整性,并且能够增加以后每一步手术操作的安全性。在某些情况下,也可以用玻璃体切割头完成环形撕囊,和开罐式截囊相比,前囊口可以有更好的完整性,但是其囊口抗张力仍不能与连续撕囊等同。

当受损囊膜及严重晶状体混浊影响撕囊时,可以辅以安全性高的染色剂,如 ICG(ICGreen)和台盼蓝(vision blue)。在伴有晶状体悬韧带断裂的情况下,台盼蓝可进入玻璃体腔,减弱或者完全掩盖眼底红光反射,可以在晶状体悬韧带断裂区局部注射 DisCoVisc,能够像栓子一样起阻挡作用,阻止染色剂进入到眼后段。

外伤时间较久,前囊膜已纤维化或钙化,撕囊或截囊困难者,可用撕囊针截开前囊后再撕囊(图 7-1-4),也可用玻璃体切割器切除前囊,或用囊膜剪剪除机化部分(图7-1-5),尽量完成撕囊。如果前囊膜破口位于中央,也可就势用囊膜剪在裂口的边缘部位沿撕囊口边缘的方向做一小的剪开,然后用撕囊镊抓住剪开的游离片完成环形撕囊;如果伴有虹膜前(后)粘连,截囊时应尽量将其分离(图 7-1-6)。

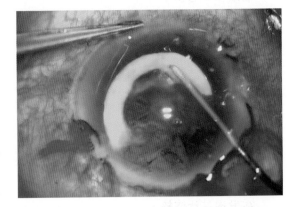

图 7-1-4　已经机化的前囊可以截开后再尽量完成撕囊

(五) 晶状体核的摘除

虽然每位医师的白内障超声乳化技巧有所差异,但是在处理外伤性白内障时有些重要的原则需要遵守。在外伤性白内障手术时要对悬韧带特别关注,尽管在术前没有发现明显

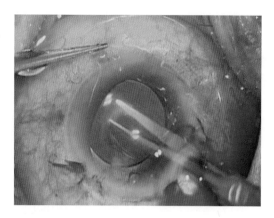

图 7-1-5 机化的前囊或后囊用囊膜剪剪除

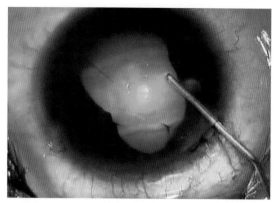

图 7-1-6 用黏弹剂尽量分离开粘连的虹膜

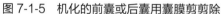

的悬韧带断裂,医师还是应该尽量避免选择可能对晶状体悬韧带产生明显牵拉作用的超声乳化手法,如翻转劈核技术(phaco-flip)、翻转碎核技术(chip-and-flip)等,应该采用经过改进的、温和的分而治之技术和超声劈核技术,适当降低超声乳化能量和负压,不可求快。

年轻患者的晶状体核都很软,所以有较多的方法可供选择。对于撕囊口完整的患者,选择超声乳化吸除晶状体核是经典、快速、安全的方法。30 岁以下的皮质性白内障,甚至只需抽吸就可完成白内障吸出,手术者必须对此有清晰的概念,切不可错误地以加大超声能量来提高效率。如果前囊膜或者后囊膜有破损,使用灌注/抽吸双腔针头手工抽吸具有更好的可控制性。也可在前房注入黏弹剂后,用"干吸"的办法吸除软核。而年龄较大的患者晶状体核较硬,劈核更为困难,手术时应更加注意劈核时的用力手法。

对于已有潜在悬韧带脆弱的白内障患者,严格控制小切口及手术时维持眼球的密闭状态,使得晶状体核的摘除具有良好的可控性。

(六)后囊膜破裂或有玻璃体脱出时的晶状体摘除

在眼球穿通伤中同时累及晶状体及玻璃体的情况并不少见。玻璃体单纯进入眼前段或者同时与晶状体组织混在一起,增加了发生眼后段并发症的风险。在手术时应该尽量避免抽吸玻璃体,因为从前段对玻璃体或其基底部的牵拉可以导致视网膜裂孔的产生,进而发生视网膜脱离。如果晶状体悬韧带发生了广泛的离断以及晶状体囊膜出现了严重的破损,应通过手术切口或行经睫状体平坦部进行玻璃体切除术。

后囊膜已明确破裂而核块致密的外伤性白内障,可用圈套器将晶状体核块掏出,再处理皮质。还有术者提出另外一种思路,可以先将晶状体核碎片放在虹膜表面,然后用干吸的方法手动抽吸皮质,植入人工晶状体,睫状沟固定,再将人工晶状体的光学面嵌入到撕囊口,在眼前后段之间重新形成屏障,然后在前房内将核碎块乳化掉,就不用担心核块掉入玻璃体腔了。作为手术者,应该选择自己最为熟悉和安全的技术。

在发现晶状体核或者皮质中混有玻璃体,而悬韧带与周边囊膜相对完整时,可以用玻璃体切割头切除通过创口或者手术切口脱出的玻璃体(图 7-1-7)。在手术切口处,将玻璃体切割头的切割孔对着巩膜或者角膜切口的方向进行干切。这种办法可以有效地将那些暴露在外的玻璃体切除而不会对玻璃体有所牵拉。参数应该设定为低流量和低负压。然后将玻璃体切割头伸入到前房内,细致地切除前房内的玻璃体,同时分离嵌顿或者黏连在眼前段口上的玻璃体。因为同轴玻璃体切割头可将玻璃体冲离玻璃体切割头而引起不必要的前房液流，所以建议采用双手玻璃体切割技术，注意控制灌注水流的方向。

当前房玻璃体被切除后，下一步就是清除晶状体中的玻璃体。如果晶状体比较软，可以通过玻璃体切割针头用"I/A cutter"模式同时吸除和切除晶状体及玻璃体。这样在可能有玻璃体混于晶状体组织中时，增加手术的安全性。

（七）晶状体悬韧带受损时的超声乳化术

对于悬韧带已经受损或已经非常脆弱的病例来说，囊袋内的超声乳化手术技术会进一步施压于已经很脆弱的囊袋，手术并不安全。

这种情况下可采用相对较大的撕囊口，有助于通过黏弹剂将晶状体核旋进前房。另外，可以使用一种更加轻柔的劈核手法，如尖峰劈核技术，在这种手法中，劈核的力量作用于劈核钩、晶状体核及与之相对作用的撕囊针，因此对未受损的悬韧带有保护作用。

如果晶状体悬韧带已经发生严重的损伤，在行超声乳化前，医师可以植入囊袋张力环，以使得晶状体核稳定一点。为了使得囊袋张力环植入相对容易，可以先抽吸一些皮质为其腾出一些空间。如果有超过1/3圆周的悬韧带受损，可以植入带固定孔的囊袋张力，用缝线将其固定于悬韧带受损最严重的象限的巩膜上。如果晶状体核大而硬，在行超声乳化前，张力环植入困难。在这种情况下，医师可以通过角膜缘切口临时应用尼龙虹膜拉钩来增加悬韧带的支撑力，同时扩大撕囊口。当晶状体核被乳化后，张力环就很容易植入囊袋内了（图7-1-8）。

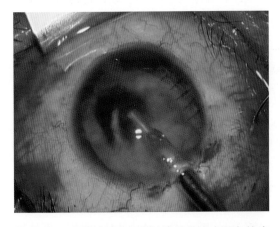

图 7-1-7　前节玻璃体切割头清除前房内混杂的皮质与玻璃体

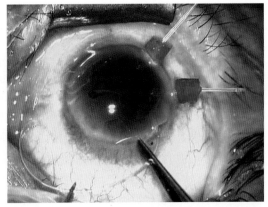

图 7-1-8　外伤导致患者晶状体悬韧带 6~11 点离断，用两个聚丙烯拉钩辅助固定囊袋后完成超声乳化，吸除大部分皮质后，再植入囊袋张力环

（八）吸除皮质及清理眼前段

完成晶状体核取出后，要仔细观察囊袋的完整性。如果囊袋及悬韧带都是完整的，皮质可以按照常规办法予以吸除，但是，一旦发现有悬韧带的损伤，应该用更加轻柔、具有很好控制性的技巧清除皮质。如果后囊膜出现了裂口，可向前房内注入黏弹剂，用黏弹剂压住玻璃体前界膜，将 5ml 注射器连接冲洗针头，用"干吸"的办法手动吸除皮质，这样不容易导致玻璃体丢失。

当晶状体成分被完全清除干净后，要观察前房是否有玻璃体残留。如果前房有玻璃体存留，需要进一步行玻璃体切除术。可以采用双手玻璃体切割技术，切割头交替通过主切口和侧切口切除前房内的玻璃体。国外学者更推荐经睫状体平坦部的玻璃体切除术，同经角膜缘的玻璃体切除术相比具有以下优点：利用前房灌注、向后吸引、切割的模式，能够在局部形成压力差，使得液流由前向后运动，将玻璃体推回玻璃体腔，减少了对玻璃体基底部的牵拉；有助于更好地处理手术切口下的玻璃体，因为该处玻璃体可能正好环绕于虹膜边缘，难以通过经角膜缘切口切除；另外，如果通过白内障手术切口伸入玻璃体切割头，有可能使得角膜变形，影响手术视野的观察，而经睫状体平坦部行玻璃体切除术，手术视野良好。具体采用哪种手术方案，要根据术者自己的技术特点来选择。

六、人工晶状体的选择及植入

人工晶状体的选择需要根据外伤对眼部损伤的程度而定。PMMA 及丙烯酸材料的人工晶状体，在眼内有很好的相容性，应优先选择用于外伤性白内障。硅凝胶人工晶状体可能增加将来玻璃体切除手术的难度，所以对于眼后段受累的外伤眼，该材料的人工晶状体不是最佳选择。外伤性白内障患者往往伴有不同程度的外伤性瞳孔散大，也容易出现人工晶状体偏中心，如果有可能，应选择光学面直径在 6mm 或者更大的人工晶状体。

对于囊袋尚未损伤的患者，折叠型人工晶状体，如单片式丙烯酸人工晶状体等都可以囊袋内常规植入。后囊破裂较小时，可以选择 PMMA 人工晶状体或三片式丙烯酸可折叠人工晶状体囊袋内或睫状沟植入。如果后囊破损较大，需要睫状沟悬吊时，可以选择带有缝线固定孔的单片式硬性 PMMA 人工晶状体，也有医师选择三片式、一片式丙烯酸人工晶状体或普通 PMMA 人工晶状体通过两点或者四点缝合固定，但应提醒注意，囊袋内固定的人工晶状体总长度相对稍短，在植入睫状沟后不能完全达到预期的支撑目的，以及缝线松紧度对晶状体位置偏斜的影响。另外，常规囊袋内植入晶状体置于睫状沟平面，人工晶状体度数的选择相应地要将度数减少 0.5D。

现在有更多的医师倾向于在儿童外伤性白内障患者眼内一期植入人工晶状体。一期人工晶状体植入相对二期植入要容易很多，因为虹膜后粘连及前后囊膜的粘连使得二期植入面临很大的挑战。人工晶状体在大部分患儿眼内都可以安全地耐受，即便是受到外伤后。人工晶状体的植入可以避免玻璃体进入眼前段，在葡萄膜炎患者中植入人工晶状体可以降低严重后粘连的发生。

如果囊袋保持完整，即便是在悬韧带受损的情况下，仍然可以选择人工晶状体囊袋内植入。手术过程中可以植入囊袋张力环，如果没有张力环可用，应将人工晶状体支撑襻旋转固定于悬韧带离断区，起到支撑作用。当后囊膜发生破裂，残余的囊膜尚足以支撑人工晶状体时，可以将人工晶状体支撑襻植入睫状沟内，光学面可以嵌顿在前囊口。这种处理能够给人工晶状体足够的支撑，防止人工晶状体脱位的发生。如果下方悬韧带松弛或者囊膜破损较大，为防止以后因为重力作用导致人工晶状体向下移位，可以应用缝襻的办法予以单襻或双襻固定。

（祁勇军）

第二节　先天性白内障

先天性白内障的治疗迄今为止仍然是一项非常具有挑战性的工作，也是对白内障手术技术要求最高的一个手术。由于手术直接关系到患儿眼球和视力的发育，对其今后几十年的生活会有重大的影响，一旦手术不成功或出现严重并发症，将会给患儿的一生带来不幸。因此，在此特别强调，初学白内障手术或对此手术技巧没有充分掌握和研究的医师不要进行婴幼儿的白内障手术，把它交给技术更好、经验更丰富的医师是明智的选择。

先天性白内障手术的挑战性主要表现在：

1. 对不能配合检查的先天性白内障患儿，术前进行详细检查非常困难。

2. 对正在发育中的眼球进行手术操作，更容易出现严重的炎症反应和并发症。

3. 对不同类型先天性白内障的最佳手术时机的选择仍有争论。

4. 单纯的白内障手术常常不能解决问题，需要联合玻璃体切除手术，对设备和医师技术要求高。

5. 对于是否植入人工晶状体（intraocular lens，IOL），植入什么度数的 IOL，大家未形成统一意见。

6. 手术后需要持续不断的动态的屈光矫治和弱视训练，这对儿童视力的恢复来说都至关重要。

一、认真全面的术前检查评估至关重要

1. 晶状体混浊类型对术后视力预后影响很大　先天性白内障的混浊形态多种多样，如全白白内障、前极性白内障、后极性白内障、绕核性或核性白内障、后圆锥形晶状体、膜性白内障以及点状、缝状、盘状、冠状白内障等特征性形态。全白白内障大多数情况下视觉被完全阻断，在出生后几个月内就发生眼球震颤，提示视力预后往往不佳。点状、缝状、冠状白内障等不完全混浊的白内障术后视力预后一般较好。晶状体混浊形态是选择先天性白内障手术时机的重要因素之一。

2. 确认除白内障外是否还合并有其他眼部异常　在常规裂隙灯检查外，有条件的医院可以进行眼底检查或照相、B 超检查，必要时行视网膜电图（ERG）及视觉诱发电位（VEP）检查，来综合判断是否伴有其他的眼部异常如小眼球、小角膜、青光眼、视网膜脱离、脉络膜异常、原始玻璃体增生症以及视路或视中枢异常等等。

3. 不要忽视全身检查　先天性白内障有不同的病因，不同的临床表现。有条件的医院应完成如下实验室检查，以明确全身其他系统疾病的诊断。对合并其他系统畸形的先天性白内障患儿，要考虑有可能是染色体病，因此要完成染色体核型分析和分带检查。常见的其他疾病有：糖尿病、新生儿低血糖症，应查血糖、尿糖和酮体。肾病合并先天性白内障，应查尿常规和尿氨基酸，以确诊 Lowe 综合征（oculo-cerebro-renal syndrome or Lowe，眼脑肾综合征，是一种罕见的性连锁隐性遗传病。临床上以先天性白内障、智能低下以及肾小管酸中毒为特点），Alport 综合征（Alport's syndrome，AS，又称眼 - 耳 - 肾综合征）等。苯丙酮尿症，尿苯丙酮酸（phenylpyruvic acid）检查阳性，尿液氯化铁试验阳性。甲状旁腺功能低下，血清钙降低，血清磷升高，血清钙低于 1.92mmol，会有低钙性白内障发生。半乳糖血症，除了进行半乳

糖尿的筛选以外，应查半乳糖 -1- 磷酸尿苷酰转移酶和半乳糖激酶。同型胱氨酸尿症，应做同型胱氨酸尿的定性检查，氢硼化钠试验阳性可以确诊本病。氨基酸测定，应用氨基酸自动分析仪测定血氨基酸水平，可以诊断某些代谢病合并先天性白内障，如同型胱氨酸尿症、络氨酸血症。风疹综合征，母亲感染风疹病毒后，取急性期或恢复期血清，测血清抗体滴度，如果高于正常 4 倍，则为阳性结果。

二、先天性白内障手术时机的选择

多数学者都强调尽早手术对获得良好预后的重要性。但对手术时机的把握必须权衡各方面因素影响综合考虑。

近年对视觉发育的研究证实，新生儿出生后 6 周内是视觉发育的潜伏期，对形觉剥夺不敏感。出生后 6~12 周是视皮层神经元迅速发育、固视反射建立的关键时期。因此，先天性白内障在出生后 8~12 周内及时进行手术治疗并在术后积极进行弱视训练，可促进患儿视觉发育，降低弱视的风险。单眼的白内障手术还可适当提前到出生后 6 周左右进行手术，因为单眼形觉剥夺对视觉的危害更为严重。

晶状体混浊的形态是手术时机选择的重要参考。对于完全性白内障应尽早在 6 周内进行手术，文献报道也有在出生后 1~2 周进行手术。对于双眼不完全性白内障，不致密的晶状体混浊以及视轴区直径小于 3mm 的混浊对视力影响较轻，不应急于手术；晶状体后囊的混浊对视力的影响大于前囊混浊；核性混浊对视力的影响大于板层混浊。若双眼散大瞳孔后不能窥见眼底者，则应争取早日手术；若周边能窥见眼底者，则不急于手术，可以等到 2~3 岁后手术，此时眼轴发育约为 22~23mm，接近成人水平，可以一次性完成白内障吸除和人工晶状体植入。

对于手术时机的选择还要考虑到手术的全身安全性问题：出生后 3 个月内婴儿的肺泡表面活性物质发育尚不完全，易发生肺不张，且麻醉药物的个体敏感性差异较大，麻醉风险高，对麻醉技术有更高的要求，因此选择 3 个月或更大些进行手术更加安全。同时，小于 3 个月的婴儿，血 - 眼屏障等眼部结构发育不完善，过早手术可能带来不可逆的眼部损伤，手术刺激也可能带来严重的眼部并发症，最终会严重影响患儿的视力恢复。

风疹综合征的白内障在手术时可以导致潜伏在晶状体内的病毒释放而引起虹膜睫状体炎，文献报道有 2%~5% 的患儿在手术后因炎症而发生眼球萎缩。风疹综合征白内障多为中央混浊，可先选用光学虹膜切除术，到 2~4 岁时再行白内障手术较为安全。

对伴有不明显视力下降的新生儿和婴幼儿，应每 3 个月随访一次，观察白内障的进展情况，并适时进行干预。一旦出现斜视、眼球震颤等并发症时应立即手术。

三、先天性白内障手术的手术技巧

白内障（超声乳化）吸除 + 后囊膜切开（撕囊）+ 前段玻璃体切除已成为婴幼儿白内障的标准术式。特别强调：术中对虹膜的"零接触"操作至关重要，其中的关键是充分散大瞳孔，对瞳孔不能充分散大的，可以在术中前房内应用肾上腺素以充分散大瞳孔。

（一）主切口

由于婴幼儿的角膜薄而软，不建议透明角膜切口，推荐角膜缘后 1~2mm 的巩膜隧道切口，它可有效地防止术中虹膜脱出并能很好地维持前房稳定。由于儿童巩膜切口不能形成良好的水密自闭，切口最好使用 10-0 缝线缝合 1~2 针。

(二) 撕囊

儿童的囊膜厚而韧,和成人的撕囊手感完全不同,在连续环形撕囊 CCC 时很容易撕裂撕大,避免的方法是可以适当缩小撕囊范围,一般 4.5mm 直径就可以。也可以使用电子撕囊技术,对于弹性较高的婴幼儿前囊膜相对易控制撕囊的大小和形状。另外,使用玻璃体切除头进行前囊膜切开也可以获得与连续环形撕囊相同的良好效果。

(三) 皮质(核)的处理

儿童白内障核较软,晶状体皮质或软核一般可通过灌注抽吸手柄清除,当存在钙化时则可使用超声能量。

(四) 后囊膜的处理

可以在植入人工晶状体前也可以在植入人工晶状体后制作后囊膜的撕囊孔,大小可与前囊膜孔一样或略小。也可以用玻璃体切除头切除一个后囊孔。

(五) 玻璃体切除

为防止后发障的发生,保持视轴区的长期透明,需要把玻璃体前界膜完全切除,并切除前部玻璃体。玻璃体切除时可以经角膜缘辅助切口前房灌注来维持眼压,玻璃体切除的入路可以选择角膜缘切口,如采用平坦部切口会对葡萄膜有一定骚扰,会加重术后反应,且对玻璃体基底部的刺激可能会导致玻璃体炎症或增殖,因此,大多数医师更倾向于经前路进行玻璃体切除。

(六) 人工晶状体的植入

可以常规植入囊袋内,也可以把人工晶状体光学部夹持在后囊膜孔的后方。Faramarzi 等对儿童白内障进行后囊膜切开联合前部玻璃体切除后人工晶状体囊袋内植入与后囊膜切开联合人工晶状体光学部夹持两种手术方式的比较,研究表明,两组在最佳矫正视力及并发症等方面无统计学差异。

对没有 I 期植入人工晶状体的患儿,可选择 II 期人工晶状体植入。II 期 IOL 植入手术一般在 2 岁以后进行,如果囊膜粘连分离有困难,或 I 期手术时已行囊膜切除,但只要有足够的周边囊膜支持,将人工晶状体植入睫状沟内也是安全的。如果没有足够的囊膜支持,也可以睫状沟缝合悬吊固定人工晶状体。对儿童,应尽量避免植入前房型人工晶状体。

(七) 术后护理

先天性白内障术后护理非常重要,要避免患儿对术眼的揉压。术后常规应用激素眼液、抗生素眼液外,建议每天用托吡卡胺活动瞳孔 1~2 次。术后随访频率:术后第一周每天一次,以后每周一次(第一个月)。对于其后进行弱视训练的患儿,建议每 3 个月随访一次。

四、人工晶状体植入的时机

从儿童眼轴发育的规律来看,第一阶段,是从出生时眼轴长度 16mm 左右到 1.5 岁的 20mm 左右,平均眼轴增长 4mm,如果选择此阶段植入人工晶状体,其屈光度数很难把握。第二阶段为 1.5~3 岁,眼轴从 20mm 增长到 22mm,相对增长缓慢,单眼白内障患儿可以选择这个时期植入人工晶状体。第三阶段是 3~7 岁,眼轴从 22mm 增长到 23.5mm,一般双眼白内障患儿可选择此期植入人工晶状体。

一般认为,对 2 岁以上的先天性白内障患儿植入人工晶状体是安全的。近年来,先天性白内障植入人工晶状体的年龄有日趋提前的倾向,但为 1~6 月龄的婴幼儿植入人工晶状体仍需谨慎。国内学者对于人工晶状体植入的时机则相对保守,大多主张 2 岁以上才植入人工晶状体。也有研究表明,行一期人工晶状体植入后,其术后青光眼的发生率较未植入人工晶状体的儿童低。

五、IOL 度数的选择

由于儿童的眼球处在不断发育的过程之中,屈光状态十分不稳定。如何为不同年龄的患儿选择合适的人工晶状体度数仍然存在较大争议。

1. 部分医师认为儿童人工晶状体的植入度数应设计为术后正视,这样可以最大程度减轻术眼的弱视程度,但随着患儿的眼球和视觉发育,绝大多数的患儿将在术后发展为近视或高度近视。

2. 大多数医师建议植入的人工晶状体应保留一定度数的欠矫,<8 岁者可以欠矫正 10%~20% 屈光度数,术后剩余的屈光不正通过框架眼镜或角膜接触镜来矫正。Enyedi 等建议预留的屈光状态为:1 岁 +6.00D,2 岁 +5.00D,3 岁 +4.00D,4 岁 +3.00D,5 岁 +2.00D,6 岁 +1.00D,7 岁平光。也有学者建议采用 Piggyback 法,即在囊袋内植入中等度数的人工晶状体,同时在睫状沟植入低度数的人工晶状体,待眼球发育基本稳定后,出现明显的近视时取出睫状沟的人工晶状体。目前,对于两片晶状体的度数的选择有较大争议。这种晶状体植入方式长期的安全性与有效性也有待进一步观察。

六、人工晶状体类型的选择

聚甲基丙烯酸甲酯(polymethyl methacrylate,PMMA)材料的人工晶状体在儿童眼内的稳定性已得到大量临床实践的验证,但由于其为硬性材料,一般不适合 3mm 小切口植入。以丙烯酸酯为材料的折叠人工晶状体已是目前人工晶状体的主流。Kugelberg 等对 31 例婴幼儿植入了 AcrySoft IOL,发现婴幼儿眼对以丙烯酸酯为材料的人工晶状体耐受良好,未出现严重的并发症。Beauchamp 等为 21 例儿童白内障患儿植入了可折叠的 AcrySoft IOL(SN60TA)有滤过蓝光功能的人工晶状体,观察发现术后初期的炎症反应高于无蓝光滤过功能的人工晶状体。虽然有滤过蓝光功能的人工晶状体可以在一定程度上保护视网膜,预防老年黄斑变性的发生,但同时由于其影响褪黑素合成,会干扰儿童的生物节律,对其长期的安全性还需要进一步研究。

最后,需要特别强调是先天性白内障手术结束仅仅是患儿视力康复的开始。儿童作为一个特殊的群体,其眼球正处在一个不断发育、不断改变的关键阶段。与成人白内障相比,儿童在白内障术后更容易出现严重的炎症反应、后发性白内障、弱视、继发性青光眼、眼球震颤等并发症。这些并发症,会影响到患儿的视觉发育和远期视力。同时,先天性白内障术后视力康复训练应得到医师和患儿家长的高度重视,即使是完成了高质量白内障手术的患儿,也需要有周密的个性化的术后屈光度矫正、弱视训练。通常,术后一周就要及时配戴矫正眼镜,根据术后散瞳检影验光的结果配戴过矫 1~2D 正球镜,以使患儿有较好的近视力。根据具体情况可以选择角膜接触镜、框架眼镜或角膜塑形镜,并配合严格的弱视训练,一般每 3 个月随访一次。可以鼓励患儿通过玩具、画画、平板电脑等来提高训练的兴趣,增强患儿弱视训练的依从性。

总之,影响先天性白内障术后最终视力的因素主要有:

1. 白内障的类型、发生时间和混浊程度。
2. 白内障的手术时机和手术方式。
3. 术后屈光矫正和弱视训练的起始年龄等。

（崔红平）

第三节　晶状体脱位与人工晶状体脱位

一、晶状体脱位

晶状体脱位，是指晶状体悬韧带缺损或断裂，分为不全脱位与完全脱位。由于手术风险大、治疗棘手，严重并发症可能导致视力的损害甚至眼球的丧失。

【分类】

按发病原因：先天性、外伤性、炎症性和自发性脱位。

按脱位的程度：悬韧带脆弱、半脱位、全脱位。

按脱位的部位：前房，瞳孔区和玻璃体脱位。

（一）先天性晶状体异位和脱位

多由于一部分晶状体悬韧带薄弱，牵引晶状体的力量不对称，使晶状体朝发育较差的悬韧带相反方向移位。

1. 单纯性晶状体异位　有较明显的遗传倾向，为规则的或不规则的常染色体显性遗传，少数为常染色体稳性遗传，常为双眼对称性。可伴有裂隙状瞳孔畸形。悬韧带发育不良的原因尚不明了。虽然子宫内炎症、神经外胚层的睫状体萎缩等是可能诱发的因素，但确切机理不明。如果伴有葡萄膜广泛缺损等中胚叶发育异常，则可能与中胚叶发育紊乱有关。

2. 伴有晶状体形态和眼部异常　常见的有小球形晶状体（microspherophakia）、晶状体缺损（coloboma of the lens）、无虹膜症（aniridia）等。

3. 伴有先天性的晶状体异位或脱位

（1）Marfan 综合征　眼部异常表现为晶状体异位，尤其是向上和向颞侧移位。由于虹膜色素层缺如可产生后透照试验阳性，瞳孔开大肌局部缺如使药物难以将瞳孔散大。另外，眼部还可有前房角异常，脉络膜和黄斑缺损，也可产生青光眼、视网膜脱离、眼球震颤、斜视、弱视等并发症。

（2）同型脱氨酸尿症（homocystinuria）晶状体多向鼻下脱位，晶状体易于脱至前房和玻璃体腔内。晶状体悬韧带的组织结构及超微结构有异常改变。眼部也可合并先天性白内障、视网膜脱离和变性、无虹膜等异常。

（3）Marchesani 综合征　晶状体球形，小于正常，常向鼻下方脱位，脱位后晶状体进入前房，易发生青光眼，常伴有屈光性高度近视。其他眼部异常有上睑下垂、眼球震颤、小角膜等。

【手术方法】

Marfan 综合征由于常合并心脏的发育异常，无论全麻或者局麻，都要警惕麻醉风险。

晶状体脱位的手术，除了完全脱位需要 TPPV 以外，张力环和虹膜拉钩的使用是完成手术的很重要的手段。

1. 晶状体超声乳化加张力环（CTR）人工晶状体植入联合悬韧带手术　Marfan 综合征

是一类特殊类型的晶状体半脱位,由于晶状体悬韧带的力量发育不平衡,下方或者颞侧悬韧带力量薄弱,造成晶状体向鼻上方脱位。这类患者尽管脱位严重,但早期悬韧带并未完全断裂,甚至可以保留一部分调节力。因此,在早期发现的病例,可以采取切断部分强侧悬韧带联合普通张力环植入的方法使晶状体复位。

有许多专家尝试过各种手术方法,包括透明晶状体强侧的悬韧带断带手术,这种手术的最大问题是手术后无法控制术后屈光度数的变化,因为术后悬韧带张力的变化会导致原有透明晶状体的形状发生改变。如果患者合并有球形晶状体,术后屈光的改变会更明显。因此,透明晶状体断带手术至少在目前很难达到满意的效果。

单纯晶状体吸出加囊袋内人工晶状体植入术,虽然可以使达到满意的疗效,但存在囊袋张力不均衡的问题。

由于大部分 Marfan 综合征悬韧带发育不均衡,强侧常常存在粗大的悬韧带小带,弱侧的悬韧带细长。基于此解剖基础,笔者采用常规晶状体超声乳化加张力环联合植入人工晶状体后,根据强侧悬韧带的情况,选择剪断粗大的悬韧带小带或者 1/4 到 1/3 的强侧悬韧带。

手术要点:

(1) 麻醉:一般采用球周麻醉。10 岁以下或者不能局麻配合的患者全麻。

(2) 巩膜隧道切口,常规连续环形撕囊(CCC)。由于晶状体偏位明显,撕囊不能偏大。如果不居中,植入人工晶状体后可以二次撕囊。

(3) 超声乳化,皮质抽吸干净后先植入囊袋张力环,再植入人工晶状体。

(4) 辅助器械向鼻下方弱侧位牵拉晶状体,暴露强侧的悬韧带,检查悬韧带的发育情况,如果粗大的悬韧带和正常悬韧带可以区分,剪断粗大的悬韧带。如果无法区分,剪断或者用Chop 割断强侧 1/4 到 1/3 的悬韧带。

(5) 辅助器械调整人工晶状体至正位。

(6) 缩瞳,吸出黏弹剂。

(7) 检查切口密闭性,必要时缝合切口。

切记,尽管笔者观察术后超过五年期的患者晶状体位置稳定,但还需要更长期的随访。一旦有脱位继续加重的现象出现,要考虑二期固定。方法见以后章节。

2. 晶状体摘除联合普通张力环植入及二期缝合张力环　早期由于国内尚没有批准缝合型张力环的使用,一般会采取手术同时植入张力环和人工晶状体,严密随访,如果晶状体进行性偏位,可以二期囊袋固定张力环和晶状体。(详见后章)

3. 晶状体摘除联合张力环缝线固定及人工晶状体植入　这是国内批准缝线固定张力环临床使用以来笔者采用的主要手术方式,既可以保留囊袋,又可以一期固定,保证了手术中晶状体的居中性。这个方法更符合解剖和生理,成为目前最安全的治疗 Marfan 综合征的方法。

手术要点:

(1) 麻醉:一般采用球周麻醉。10 岁以下或者不能局麻配合的患者全麻。

(2) 巩膜隧道切口。常规 CCC。由于晶状体偏位明显,撕囊不能偏大。如果不居中,植入人工晶状体后可以二次撕囊。

(3) 预制缝线。进针方向选择在鼻下方脱位严重部位,角膜缘后 2mm 浅层隧道,专用长短针聚丙烯悬吊线。长针隧道切口处垂直进入眼球,在对侧接近角膜缘透明角膜处穿出眼球,剪断远端线。

（4）以调位钩主切口进入前房，将游离端线拉出眼外，单线固定张力环的一个缝合孔。

（5）手工植入缝线连接的张力环入囊袋。

（6）拉紧鼻下方固定线，让晶状体囊袋接近正位，打活结固定。

（7）植入人工晶状体。

（8）调整缝线的松紧，使晶状体居中。打结固定，线结埋在巩膜瓣下。

（9）缩瞳，抽吸黏弹剂。

4. TPPV 联合人工晶状体悬吊术　适用于晶状体完全脱位入前房或者玻璃体患者。此种手术方法对玻璃体骚扰严重，而且缝线固定长期观察有线结脱落的风险，由于没有处理后部玻璃体，可能会造成后部玻璃体增殖牵拉，特别是儿童患者，所以笔者不主张作为常规方式来处理半脱位的患者。

（二）外伤和其他原因引起的晶状体半脱位

适应证：眼部慢性炎症及外伤造成的悬韧带损伤。

【手术方法】

1. 晶状体脱位小于 1/3，无玻璃体脱出。

对策：单纯植入硬性 PMMA 晶状体或植入张力环。

手术要点：

1）撕囊要轻柔、足够大，水分离充分，以避免在超声乳化过程中扩大脱位范围。

2）注意保持前房深度，避免前房突然变浅使悬韧带断带加重。

3）囊袋内注入足够量黏弹剂，将襻调位至断带脱位方向。禁忌植入三襻或者四个襻的晶状体，避免造成脱位加重。

4）清除残余黏弹剂，注意降低灌注液高度，减少前房涌动。

5）如果植入张力环，尽量在清除皮质后植入。

2. 晶状体脱位小于 1/2，伴 / 不伴玻璃体脱出。

对策：在超声乳化前植入张力环。

手术要点：

1）参考上述的手术技巧。

2）张力环在 CCC 后植入，进入的囊袋的方向朝向脱位的方向，以免在植入的过程中人为扩大脱位的范围。

3）预劈核，软核可以做轻度的水分离。

4）常规超乳。注意瓶高和负压的设置，根据脱位及悬韧带的情况适当降低瓶高和负压。

5）抽吸皮质，利用 Chop 或调位钩辅助吸取皮质，避免扩大脱位范围。

6）植入人工晶状体后缩瞳，抽吸剩余黏弹剂。

3. 晶状体脱位大于 1/2，晶状体倾斜 / 合并玻璃体脱出。

对策：张力环缝线固定联合人工晶状体植入。

手术要点：参考 Marfan 综合征张力环固定方法。

4. 晶状体半脱位引发青光眼，摘除晶状体可以达到控制眼压的目的。

对策：植入 / 缝合 CTR，联合房角分离。

手术要点：在植入人工晶状体前，用黏弹剂钝性分离全周房角。

二、人工晶状体脱位

【分类】分为不全脱位和全脱位。

【治疗】

(一) 人工晶状体全脱位

1. 人工晶状体脱位入玻璃体腔

对策:联合经睫状体平坦部玻璃体切除(trans pars plana vitrectomy,TPPV)取出人工晶状体。

2. 人工晶状体脱位入前房

对策:如患者卧位状态人工晶状体没有脱入玻璃体,手术方式参考人工晶状体不全脱位。

(二) 人工晶状体不全脱位

1. 一期手术时后囊破裂,人工晶状体植入睫状沟。后期由于人工晶状体襻位置不稳或外伤,导致人工晶状体脱位。

对策: 将襻拉出眼外缝线打结,分别固定两个襻。

手术要点:

(1) 巩膜瓣下进针,任意透明角膜出针,断线(图 7-3-1)。

(2) 勾出断端缝线,打结固定于旋出眼外的襻环上,打结(图 7-3-2)。

(3) 对侧襻同上方法缝合襻环,拉紧缝线,打结(图 7-3-3)。

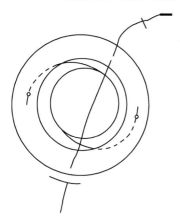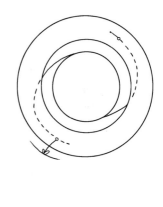

图 7-3-1　巩膜瓣下进针,任意透明角膜出针　　　图 7-3-2　勾出断端缝线,打结固定于旋出眼外的襻环上,打结　　　图 7-3-3　对侧襻同上方法缝合襻环,拉紧缝线,打结

2. 一期手术顺利,囊袋完整,后期悬韧带损伤导致人工晶状体及囊袋偏位。

这类患者囊袋完整,无需取出人工晶状体襻,将线直接绕襻根部固定单襻或双襻。

对策:单纯缝合单襻或双襻。

手术要点:

(1) 2 点、8 点位作距角膜缘 2mm 巩膜瓣、及透明角膜切口。

(2) 由一侧巩膜瓣下进针(10-0 聚丙烯直针线),对侧辅助切口出针(图 7-3-4),返回,绕人工晶状体襻一圈(图 7-3-5)。

(3) 继续辅助切口出针及返回,绕人工晶状体襻第二圈。

(4) 1ml 针头由原切口巩膜瓣下入前房,与直针对接,带直针至眼外,断线打结(图 7-3-6)。

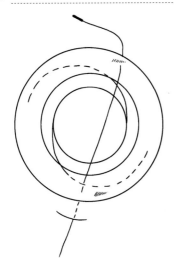
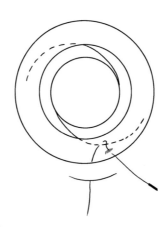
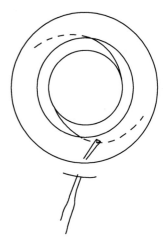

图 7-3-4 由一侧巩膜瓣下进针(10-0 聚丙烯直针线),对侧辅助切口出针

图 7-3-5 返回,绕人工晶状体襻一圈

图 7-3-6 打结

(5) 缝合对侧人工晶状体襻,同上。

3. 一期联合术中植入张力环,术后半脱位加重。

对于此类病例,不同于传统方法,作者采用不置换人工晶状体的固定方法。

(1) 人工晶状体位于囊袋内的 CTR 脱位

对策:缝合固定 CTR。

手术要点:

1) 在 CTR 脱位方向作巩膜瓣,对侧角膜缘作辅助切口。

2) 10-0 聚丙烯直针线由巩膜瓣下进针,穿过 CTR 下及囊袋边缘,对侧辅助切口出针(图 7-3-7),直针缝线再于 CTR 上由原路返回(图 7-3-8)。

3) 拉紧缝线,调位、打结固定(图 7-3-9)。

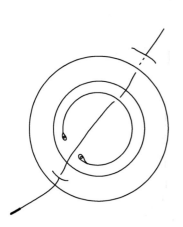
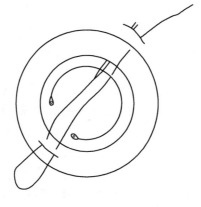
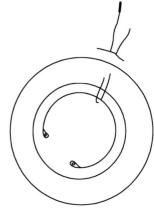

图 7-3-7 由巩膜瓣下进针,穿过 CTR 下及囊袋边缘,对侧辅助切口出针

图 7-3-8 直针缝线再于 CTR 上由原路返回

图 7-3-9 拉紧缝线,调位、打结固定

（2）部分人工晶状体位于囊袋内的 CTR 脱位

对策：缝合人工晶状体，取出 CTR。

手术要点：由于 CTR 及囊膜干扰，眼内缝襻时注意调整好进出针方向，避免缝线错位。

（1）黏弹剂维持前房，旋转人工晶状体顺势取出张力环。

（2）根据囊袋的完整性选择囊袋固定或单纯人工晶状体固定（见上述相应章节）。

（刘保松　安小玲）

第四节　与玻璃体切除相关的白内障

与玻璃体切除相关的白内障手术，主要包括以下几种情况：在行玻璃体手术的同时进行白内障手术及人工晶状体植入术（前后联合手术）；无玻璃体眼的白内障手术；无玻璃体眼的二期人工晶状体植入；在白内障手术过程中，用于处理并发症的前部玻璃体切除手术。

由于本书主要涉及白内障手术，所以主要从手术技巧方面来和大家一起探讨。

一、在行玻璃体手术的同时进行白内障手术（前后联合手术）

随着玻璃体切除手术技术的逐步提升、手术设备与器械的日趋完善以及大家对于玻璃体切除术后白内障的进展情况有了更多的了解，玻璃体切除联合白内障超声乳化的术式应用得越来越广泛。

（一）为什么考虑行玻璃体切除联合超声乳化手术？

1. 在玻璃体切除术中处理黄斑视网膜前膜、黄斑裂孔等需要极其精细的操作时，如果晶状体皮质或后囊下的混浊影响操作精确性，行联合手术是更好的选择。

2. 对于增殖性糖尿病视网膜病变，如果有明显的前部增殖（A-PVR），术中需要彻底地清除前部玻璃体，在这种情况下，摘除晶状体，可以使操作空间更大，并能有效防止手术中误伤晶状体。

3. 在玻璃体手术之后，白内障一般都会发展迅速，尤其是对于一些玻璃体腔内硅油或者膨胀气体填充的患眼。有文献报道，50 岁以下患者行玻璃体切除术后 2 年，79.1% 会发生白内障；对于硅油填充术后的患眼，6 个月后白内障的发生率是 100%，这也跟我们临床观察相一致。

4. 还有一部分患者就诊时就已经有明显的白内障、不能进行眼底检查的患者，毫无疑问应该考虑行前后联合手术。

进行前后联合手术，可以使患者避免在短期内再次手术的可能性，减轻患者的经济负担，在减少术中、术后并发症的同时，能够使患者的术后视力有明显的提高。

但是，对于一些缺血缺氧引起的脉络膜视网膜病变，例如早期增生性糖尿病视网膜病变（PDR）、视网膜中央静脉阻塞（CRVO）等，晶状体的存在有可能减少血管内皮生长因子（VEGF）向眼前节的移动，减少虹膜、房角等处产生新生血管，继而形成新生血管性青光眼的可能性。所以，盲目扩大手术适应证，对于所有的玻璃体切除患者都行前后联合手术也是没有必要的。

（二）手术要点

1. 手术设计　首先要考虑，是先行玻璃体切除手术，还是先行超声乳化手术？大多数医师会选择先进行超声乳化,因为摘除白内障后便于观察眼底,进行玻璃体切除操作。另外,玻璃体的存在,更易于白内障超声乳化的操作。

但是,在完成了超声乳化后,特别是白内障手术的切口密闭欠佳的时候,眼压会降低,影响手术后续步骤的进行,特别是对于做三通道切口、插后节灌注等步骤。这时,可以考虑先插灌注,插好灌注后再做白内障手术的切口,进行超声乳化手术。现在更广泛地使用23G、甚至25G的灌注,它们的操作对于眼压影响更小。这时需要注意的是,后节灌注插好后,即使眼压略偏低,也尽量不要打开灌注,因为一旦打开灌注,即便在眼压恢复正常后就关闭灌注,在需要降低眼压时,与玻璃体混在一起的灌注液有时并不容易再从三通道切口放出来。经常是打开灌注恢复眼压后,虽然做白内障手术的切口相对容易了,但是对于撕囊等需要保持较好的前后压力平衡的操作,就会增加很多困难,相当于人为地制造了一例类似于"膨胀期白内障、浅前房、后房压力高"的手术。

有时,我们的玻璃体视网膜医师需要做三通道口后取玻璃体原液的标本,就需要等他们先做一部分玻璃体切除,之后再做超声乳化,然后常规进行切口、撕囊等超声乳化手术操作。如果眼压低到难于操作,可以打开灌注恢复眼压后再关闭灌注,切口完成之后再通过三通道口放出一部分玻璃体腔液体,以利于撕囊。

2. 超声乳化切口的选择　由于在进行白内障超声乳化后,需要继续进行玻璃体切除等操作,例如放置130D的接触镜、顶压暴露周边部视网膜等,会导致使切口变形;一些硬核或复杂一些的白内障,由于操作时间长,切口处有角膜的灰白色混浊影响周边部玻璃体的切除、剥膜等需要非常精细的操作。所以,推荐选择角巩膜隧道切口,距角膜缘后0.5~1.0mm,过于靠后的切口也会影响超声乳化的操作。术中根据切口闭合情况,可以考虑使用10/0线或8/0线临时缝合1针。

3. 有关囊膜的操作　对于存在玻璃体积血的患者,缺少眼底的红光反射,这时需要医师具有更多的超声乳化手术的经验,包括对囊袋位置、晶状体皮质特点的判断,防止误吸晶状体后囊,对于一些周边的皮质,如果没有足够的把握清理干净,可以暂缓,待玻璃体切除之后,眼底红光反射明显时再处理。

4. 人工晶状体类型的选择　后房型人工晶状体可以分为一片式(单片式)和三片式,一片式比较柔软,撕囊偏大,术后阿托品散瞳时更容易受玻璃体腔硅油或者膨胀气体的顶压而发生偏位、囊袋夹持或虹膜夹持。对于一些具有改良C襻的人工晶状体,由于襻本身还有一个拐角,更容易旋转偏位。相比较而言,三片式的人工晶状体襻一般是PMMA材质的,在撕囊口偏大的囊袋内的稳定性也很好。所以,需要根据术中撕囊口情况选择晶状体类型。但也要警惕撕囊口过小而产生术后囊袋收缩并发症。

5. 人工晶状体植入的时机　有一些术者曾经倾向于通过三通道切口做白内障的超声粉碎或者晶状体吸除(切除),保留晶状体的完整前囊或者前囊的周边部,待玻璃体切除等后节操作全部完成后,再做角膜缘附近的切口植入人工晶状体。现在,这种处理方法已经很少应用了,主要原因是人工晶状体只能植入到睫状沟,而很难植入到囊袋内,由于人工晶状体不稳定,容易引起术后的一系列并发症。

从利于手术操作上来讲,推荐等各种操作都完成后,在硅油或气体填充前植入人工晶状体,也可以在玻璃体切除前植入人工晶状体。

二、无玻璃体眼的白内障手术

玻璃体切除术后白内障的处理,由于缺少可以起到支撑作用的玻璃体,容易出现前房深度的剧烈改变,这种情况称为"灌注偏离综合征"(Infusion deviation syndrome)。由于缺乏玻璃体的支撑,灌注时晶状体虹膜隔后移,前房迅速加深,灌注液会通过悬韧带之间的空隙进入同样是水腔的玻璃体腔,导致眼球后部的压力增加,使前房在加深后又迅速变浅,几番刺激后,瞳孔就会因为受到过多刺激而缩小,悬韧带也会由于经受过多的压力而发生断裂,给进一步手术带来困难。

手术要点:

1. 安置后节灌注　后节灌注便于维持术中稳定的眼内压,增加手术的安全性,尤其在遇到术中后囊破裂甚至晶状体核掉入玻璃体腔等情况时;也有利于预防脉络膜暴发性出血等严重并发症。对于硬核、晶状体震颤、高度近视及增殖性糖尿病视网膜病变(PDR)及硅油或气体填充眼等,一般玻璃体切除得越彻底,超声乳化手术时就越容易出现"灌注偏离综合征",建议先做后节灌注。

而对于因黄斑裂孔、黄斑视网膜前膜等术中没有彻底切除前部玻璃体的患眼,多数情况不需要在超声乳化时做后节灌注。而且,过于细的灌注头(例如 25G 的)在术中需要恢复眼压时,灌注液进入玻璃体腔很慢,也有可能在一定程度上增加并发症的出现。

2. 灌注时机　撕囊前,如果不是眼压明显偏低,尽量不要打开灌注。在超声乳化 I/A 操作过程中,如果需要增加玻璃体腔的压力,也可以临时打开一下灌注。如果在超声乳化过程中一直开放灌注,超声乳化针头对灌注液的负压抽吸作用,以及置入玻璃体腔的后节灌注对晶状体后囊向前的压力,会增加前房变浅或消失、后囊破裂的风险。所以,我们建议仅仅在需要恢复偏低的眼压时短时间打开灌注。待植入人工晶状体、冲洗黏弹剂等所有手术步骤结束后,再拔除灌注,同时根据灌注口的密闭情况决定是否缝合。现在,由于更多地使用23G、25G 的灌注,很多情况下灌注口甚至不需要缝合,使手术步骤更加简化。

3. 硅油填充眼合并白内障　首先,人工晶状体的计算不同于普通白内障。超声波在硅油内的传输速度与玻璃体内不同,使用 A 超测量硅油眼的眼轴会发现眼轴长度呈假性延长,虽然部分 A 超机有相应的模式可以设定,但是测量结果往往有较大误差;IOL-Master 等依靠光学测量的仪器也有相应的"硅油填充眼"的测量模式,测量结果相对更准确一些。另外,有必要同时测量对侧眼以及了解玻璃体切除之前双眼的屈光状态,便于选择合适度数的人工晶状体。这里补充一点,对于一些需要行前后联合手术的患眼,如果有牵拉性视网膜脱离等引起眼轴实际测量长度变化的因素存在,根据对侧眼的测量结果以及之前的双眼屈光状态来判断人工晶状体的度数,也许是唯一的方法。

由于手术时患者仰卧,硅油向角膜方向顶晶状体虹膜隔,改变了眼球前后段的压力平衡,给一些手术关键步骤比如撕囊等带来挑战。

对于硅油填充眼的白内障手术,先取硅油再做超声乳化,还是先做超声乳化再取硅油,不同的术者有不同的习惯,可以说各有利弊。先做超声乳化,由于玻璃体腔内有向前的支撑,不用担心超声乳化针头进入前房后,前房突然加深,但是这个向前的支撑力会使前房变浅,为撕囊带来困难,容易使撕囊口裂向周边赤道部。如果先取出硅油,减少了撕囊的困难,但是会出现之前所述的常规玻璃体切除术后白内障手术的困难,并且如果晶状体混浊很致密,在取硅油时也无法直接观察。所以,对于硅油眼的白内障的处理,是根据具体情况确定手术方案。对于一些之前在外院行玻璃体切除、硅油填充的患眼,因为没有相应的专业病历可供参考,无法了解晶状体后囊,选择先做超声乳化、再取硅油可能更安全一些。

有些术者会在做完白内障超声乳化后,做后囊中央部撕开或切开,之后通过后囊中央部的开口直接取硅油,这样处理的好处是不需要再另外做切口,尤其对于一些有后囊机化混浊、事先准备做后囊的部分撕囊的患眼,一举两得;缺点是如果后囊处理得不理想,囊袋内植入人工晶状体会有风险,并且不便于在术中进一步检查眼底以及眼内视网膜光凝治疗等。

还有一些特殊情况,比如硅油填充眼,出现了明显的白内障,但是取硅油会有视网膜再脱离的风险,为了恢复患者的一部分视功能,或者仅仅为了能够更好地随访观察眼底,眼底专家可能决定只做白内障手术而暂时不取硅油,这时附加的困难在于人工晶状体的植入。在这种情况下,我们一般会倾向于选择支撑性较好的三片式人工晶状体。人工晶状体要植入到囊袋内,需要用黏弹剂把囊袋撑开,由于有硅油存在,在晶状体植入过程中,囊袋的深度会逐渐变浅,导致晶状体的 PMMA 硬襻很容易划破晶状体囊袋。如果晶状体后囊破损,玻璃体腔内的硅油就会向前涌出,就只能变成被动的硅油取出术了。

4. 操作技巧　在处理很多玻璃体切除术后的白内障时,把超声乳化机上连接的灌注瓶高度降低,减少进入前房的灌注液的压力,也可以避免前房过深、灌注偏离等。

对于超声乳化针头进入后前房过深以及前房深度大幅度变化的情况,也可以尝试直接用超声乳化针头抓住晶状体核,再把整个晶状体核提到前房内进行超声乳化,减少了后囊意外破裂及晶状体核坠入玻璃体腔的风险。

三、无玻璃体眼的二期人工晶状体植入

另一类与玻璃体切除相关的手术,是玻璃体切除术后的二期人工晶状体植入。有一些患者在之前做玻璃体切除手术时仅仅摘除了晶状体,而并没有植入人工晶状体。这主要有以下几个方面的原因:首先是患眼情况复杂或者手术复杂,术者对于患眼的预期视力难以判断,并且由于可能将涉及到二次玻璃体视网膜手术等处理,人工晶状体的一期植入会影响再次手术时的操作,所以一期没有考虑植入人工晶状体,而希望术后根据患眼的恢复情况和视力改善程度,决定是否植入人工晶状体;另一种常见情况就是一期手术时出现了一些术中的并发症,例如悬韧带异常等,不能在囊袋内或者睫状沟内植入人工晶状体,并且术前未准备相应的特殊类型的人工晶状体。对于不同的情况,考虑在二期植入不同类型的人工晶状体。

手术要点:

1. 一期手术时玻璃体切除及超声乳化的前后联合术后,仅仅没有植入人工晶状体的患者,如果二次手术在第一次手术后的 3、4 周之内,大多数都可以囊袋内植入后房型人工晶状体。

2. 如果 2 次手术间隔的时间较长,或者由于前次手术做了晶状体切除及玻璃体切除,已经没有完整的后囊,但是前囊的边缘还保留得很完整,或者仅有上方少部分的前囊边缘有缺陷,可以优先考虑把后房型人工晶状体植入睫状沟。为了对周边囊袋的完整性有充分的了解,术前做超生生物显微镜(UBM)检查是有必要的。

3. 如果前次手术时留下的前囊撕囊口大小合适(5.5mm 左右),可以向睫状沟内植入三片式的人工晶状体,同时把人工晶状体的光学部嵌顿到前囊后方,人为形成一个人工晶状体

光学部的囊袋夹持,这样处理的优点是使人工晶状体的居中性更理想,同时分隔开眼球的前后段,恢复解剖关系。

4. 对于囊袋完全缺如不能植入常规的后房型人工晶状体者,需要考虑植入特殊类型的人工晶状体。虹膜夹持型人工晶状体(例如 Artisan 人工晶状体)。可以固定在虹膜的前表面或后表面,光学部为 5.5mm,靠两侧的两个类似于蟹钳的结构夹住虹膜组织来固定人工晶状体,与房角及角膜内皮都没有接触,避免了角膜并发症。

5. 虹膜异常或者瞳孔无法缩回到相对正常大小(小于 5mm)的患眼,可以考虑将人工晶状体于睫状沟内缝线固定。在这种情况下,最好使用专门的、晶状体襻上有缝线固定孔的人工晶状体,防止缝线从襻上滑脱。这时,如果通过术前的 UBM 检查或者术中的探查,发现某一个方位的晶状体悬韧带还足以支撑晶状体襻,可以考虑把悬吊型人工晶状体的一个襻放入睫状沟,另一个襻使用 10/0 的不可吸收缝线固定,术中需置后节灌注。

四、前节玻璃体切除在复杂白内障手术中的使用

常规白内障手术时遇到了后囊破裂、玻璃体溢出等并发症,需要使用前节玻璃体切除。早期型号的超声乳化机配置的前节玻璃体切除,都是类似于超声乳化头、I/A 头的同轴玻璃体切除头,这种玻璃体切除头在设计上有一定的缺陷,即当我们希望切除脱到前房的玻璃体时,由于灌注口在玻璃体切除口的附近,会不断有灌注液冲出更多的玻璃体,影响手术。

近些年各公司新型号的超声乳化机附带的前节玻璃体切除都是双手玻璃体切除,即玻璃体切除和灌注功能分别位于不同的手柄上,这样可以使灌注远离玻璃体切除头,既起到良好的维持前房的作用,又防止过多地干扰玻璃体。

另外,新的一些型号的超声乳化机附带的前节玻璃体切除,可以选择不同的玻璃体切除模式,例如可以把脚踏控制的 3 个档位设置为 1 灌注—2 玻璃体切除—3 抽吸(cut—I/A 模式),或者 1 灌注—2 抽吸—3 玻璃体切除(I/A—cut 模式)。对于不同情况的处理,可以选择不同的模式。笔者经验,玻璃体与残留的晶状体碎屑混杂在一起时,使用 cut—I/A 模式,即切割之后再吸除,减少对玻璃体的牵拉。但当需要清理周边疏松皮质时,可以转换成 I/A—cut 模式,通过脚踏的控制,像操作 I/A 一样抓住周边的皮质,待把皮质松解并拽向瞳孔区时,再把脚踏控制置于 3 档,进行切割吸入。

总之,与玻璃体切除相关的白内障的处理有别于普通的白内障超声乳化手术,需要考虑更多的因素,需要在实践操作中总结体会。

(侯宪如)

第八章

超声乳化术中并发症

掌握白内障超声乳化手术有一定的学习曲线,在学习和掌握手术的过程中有可能出现各种术中并发症。并发症出现时所带来的巨大压力会妨碍医师作出快速而清晰的判断。只有术前认真分析思考可能发生的各种紧急状况及应对方法,才能在术中如同条件反射一样做出正确的应对。术后再对已经发生的并发症举一反三进行思考,就可以大幅提高预防并发症的能力。

术中常见和严重的并发症有:

1. 切口灼伤。
2. 撕囊意外。
3. 后囊膜破裂(不伴玻璃体脱出、伴玻璃体脱离、晶状体核或碎块坠入玻璃体腔)。
4. 晶状体悬韧带损伤。
5. 角膜内皮损伤和后弹力层撕脱。
6. 虹膜脱出。
7. 晶状体皮质残留。
8. 驱逐性脉络膜出血。

本章节将重点讨论以上并发症的处理原则。

第一节 切 口 灼 伤

超声乳化仪换能器分为压电换能器和磁致(magnetostrictive)换能器,可将电能量转变为声波,使中空的钛金属超声乳化头在特定频率下前后纵向运动,振幅约为 $100\mu m$。钛制的超声乳化针头能将其在切口内摩擦产生的热量传导分散。超声乳化针头中的灌注-抽吸液流可以起到冷却乳化针头的作用,防止发生切口热灼伤。

一、原因

当超声乳化针头中起冷却作用的液流中断,热灼伤即可在 1~3 秒内发生(图8-1-1)。

其原因有:

1. 管道打结或松脱,灌注流量降低。
2. 使用弥散性黏弹剂或处理棕褐色硬核时,抽吸管道堵塞则会导致自前房流出的液流中断。

3. 在负压设置较低的条件下使用内聚性黏弹剂,也会导致管道堵塞。

4. 切口过紧,压迫超声乳化针头套管。

以下几个征象提示抽吸管道可能存在堵塞:

(1) 晶状体核块的跟随性降低,术中需要用超声乳化针头在前房内追逐晶状体核块,提示抽吸管道部分堵塞。

(2) 超声乳化针头前看到白色"烟雾"或"牛奶样"晶状体物质,提示针头已完全堵塞。一旦发现这种状况,应马上关闭超声能量,将超声乳化针头退出前房,疏通阻塞部位。

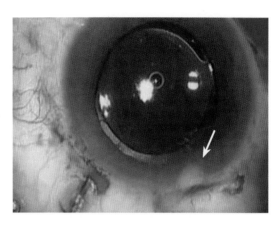

图 8-1-1　手术切口热灼伤,切口呈鱼口状裂开

二、预防

1. 如果前房内充满黏弹剂,在开始进行超声乳化之前,术者应养成先在晶状体核中央前表面吸除少量黏弹剂后再开始操作的习惯。这个技巧在处理棕褐色硬核白内障和使用内聚性黏弹剂时尤为重要。

2. 可通过雕刻技法将浅层晶状体前部皮质清除以营造空间,避免超声乳化针头完全堵塞,同时也能尽量不扰动前房内的黏弹剂。

3. 确保灌注管道不会因切口宽度和隧道长度因素而被压扁。

4. 术中使用经过冷却处理的平衡盐溶液及脉冲式超声能量模式。

5. 采用具有流量维持功能的超声乳化针头,例如在针头的金属外壁上刻上凹槽,或在针头上制作旁路抽吸孔等。目前有厂家推出了扭动针头能减少产热和对晶状体核的推斥力,同时在产热升温方面提高了安全性。所有新近生产的超声乳化设备都能允许术者通过调节占空比(duty cycle)改变超声乳化能量释放的持续时间,使超声乳化针头在能量释放间歇期内得以冷却。

一旦真正发生切口热灼伤,术者必须选择合适的缝合技术妥善关闭切口以降低手术源性散光。为达到上述目的,可采用放射状缝合,缝线经切口前唇及隧道底部结扎,但不跨过切口后唇。

第二节　撕　囊　意　外

完整的囊袋是现代白内障超声乳化手术操作的重要空间位置,也是后房型人工晶状体固定的最佳生理位置。连续线性环形撕囊使囊袋具备足够的拉伸力,并在碎核、清除皮质以及人工晶状体植入过程中提供稳定的内环境保持囊口不被撕裂;同时也降低了后囊膜破裂的发生率;即使在术中发生了后囊膜破裂,也可以将人工晶状体安全固定于睫状沟中。但是,在白内障超声乳化手术,往往会发生各种撕囊意外,进而影响手术的顺利进行,甚至会因撕囊不理想而导致严重并发症。

一、撕囊不连续

主要原因:当撕囊轨迹从内向外会合成圆周时,辅助器械有可能在原本完整的前囊口边缘上造成切迹,或撕囊口边缘被超声乳化针头撕破。稀疏脆弱的悬韧带以及水分离、娩核、碎核及人工晶状体植入等操作也会增加对前囊口的牵拉,在多数情况下,牵张力量会集中在此薄弱点,使放射状裂口延伸至囊袋赤道部。

处理:

1. 切记"从外向内"的方式完成撕囊是最重要的原则。如果囊膜瓣在撕囊的过程中断裂,术者必须确保抓住剩下的囊片以向外包绕的方式继续撕囊。

2. 当撕囊边缘的不连续点出现时,及时发现是处理的关键。必须及时用撕囊镊夹住不连续部位的囊膜边缘,控制撕囊的方向,使囊膜撕裂点融入前囊开口的轮廓。

3. 若撕裂口延伸至赤道部,应格外小心避免牵拉前囊口,以防撕囊裂口扩大。可考虑在第一个撕裂口对侧的囊膜缘上做一个松解切口,完成剩下的撕囊。

二、撕囊口放射状撕裂

在撕囊操作中,发生放射状囊膜撕裂的频率与手术者的经验有关。然而,某些因素能诱发这种情况的发生。这些因素包括:

1. 晶状体虹膜隔前移,这种情况更多见于浅前房和晶状体内压力过高的病例,比如膨胀期白内障,晶状体曲率过大、形似"小山"的晶状体前囊膜较易引起撕囊口向周边延伸。

2. 在年轻患者中,前囊膜撕开处的边缘也具有向周边撕裂的趋势,这可能是因为晶状体悬韧带及囊膜的弹性、较高的晶状体内压力等。

3. 囊膜瓣在悬韧带脆弱时也很难控制,例如合并假性囊膜剥脱的情况,拉动囊膜瓣时,周边的囊膜正常情况下为悬韧带所固定,但是如存在薄弱的悬韧带,周边囊膜就会随着囊膜瓣的移动而向前移动,最终骤然放射状向外撕裂。

4. 此外,当术中前房过深时囊膜瓣也可能有放射状撕裂的趋向,如玻璃体切除术后或高度近视眼,随着整个晶状体虹膜平面的后退,悬韧带对周边前囊膜施加较强的牵拉力,这些力量朝向囊膜的前方和周边作用,有沿放射状方向牵拉囊膜瓣的趋势(图 8-2-1)。

5. 还有一些过熟期白内障及外伤障患者,囊膜局部机化增厚会使撕囊轨迹转向囊膜菲薄处,从而导致撕囊口放散状撕裂。

处理:

1. 在前房较浅或囊膜撕开处难以控制时,可以用大量的黏弹剂或更具空间维持能力的黏弹剂压平前囊膜。

2. 若在撕囊开始时即发现囊膜瓣较难控制,术者应做一个直径较小的撕囊口,这样不仅能使囊膜瓣更好控制,也有更多

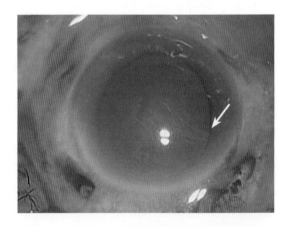

图 8-2-1　箭头所指所的撕囊口已向赤道部放射

的空间以便根据需要更改囊膜瓣的行进方向。

3. 如果术中囊膜撕裂点已向周边延伸过远,撕囊的方向很难改变,不建议坚持尝试将囊膜瓣拉回中央,这有可能会导致撕裂范围扩大至赤道部甚至延伸至后囊膜,这时术者需要改变策略,采用其他方法,可以用弯囊膜剪,从已撕开的囊膜边缘欲改变方向的前端剪一个小口,以撕囊镊夹住游离端继续撕囊(图 8-2-2)。或者从撕囊的起始端反向剪开囊膜,用撕囊镊反向撕囊。

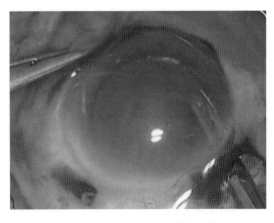

图 8-2-2　用弯囊膜剪在游离囊膜边缘欲改变方向的前端剪一个小口,用撕囊镊夹住游离端继续撕囊

4. 若以上方法无法实施,则改为开罐式截囊。

如果前囊膜不完整,撕裂已达到周边部,在超声乳化过程中需要非常小心操作以减小施加于囊袋的作用力。

1. 对于这类情况,采用劈核技术(如尖峰劈核技术)比用分而治之法更合适。应避免过度旋转晶状体核,因为这样通常会造成晶状体的侧向移动,从而向撕裂的囊膜施加较大的压力。

2. 减小灌注 - 抽吸液流参数以减慢超声乳化的步调,这样可以避免前房深度的突然波动和过多液体通过薄弱的悬韧带流动。

3. 在抽吸晶状体皮质时,应首先清除其余象限的皮质,再仔细地抽吸受累及象限的皮质。

三、撕囊大小

1. 撕囊过大　如果只是撕囊口过大,无放射状裂开,并不会造成严重影响,但易使晶状体核难以限制在囊袋内,过早脱出,对于初学者来说有些难以操控;撕囊过大,有可能较容易扩展到悬韧带甚至到后囊膜,所以还是应当尽量避免。

2. 撕囊过小　尽管撕囊口过大可能导致囊膜撕裂处向周边延伸,但太小的撕囊口也会使晶状体核以及皮质的清除更加困难。小撕囊口尤其不适于使用翻转或脱出技术的术者。撕囊口过小还会增加"囊袋阻滞综合征"的发生风险。

囊袋阻滞综合征在术中和术后都有可能发生,其原理是过小的撕囊口紧密贴附于人工晶状体前表面,对囊袋形成封闭效应。当发生在术中时,急剧增加的液体滞留在晶状体核的后方,致使囊袋内压力骤然升高,严重的会导致后囊膜破裂。发生于术后时,残留在人工晶状体后方的黏弹剂形成囊袋内外的渗透压梯度,导致房水渗透聚集,使人工晶状体后方的囊袋内空间液体聚集膨胀,人工晶状体光学面前移,导致屈光状态发生近视性漂移,也可导致前房变浅。激光囊膜切开能打破囊膜与人工晶状体间的阻滞。激光疗最好在位于人工晶状体下方边缘附近的周边前囊膜区域,使潴留在囊袋内的物质释放出来。

过小的撕囊口在合并悬韧带薄弱时,在术后远期可造成囊膜收缩综合征。该综合征的特征表现为撕囊口边缘严重纤维化并增厚,且晶状体前囊膜口显著收缩(图 8-2-3)。在严重病例中,囊膜收缩综合征能导致进行性的悬韧带断裂和人工晶状体偏中心,往往需要手术干预。

处理:可以在撕囊结束后或植入人工晶状体后扩大撕囊口,需要用囊膜剪朝向远离术者的方向在前囊膜口边缘上剪一个斜行小口,然后用撕囊镊抓持剪出的囊膜瓣重新撕囊(图 8-2-4,图 8-2-5)。当二次撕囊操作困难时,也可以在撕囊口对称圆周做放射状松解,防止囊袋收缩。

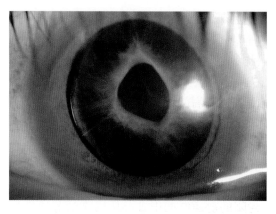

图 8-2-3 术后囊袋收缩综合征

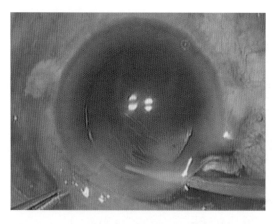

图 8-2-4 人工晶状体植入后扩大撕囊口,先用囊膜剪行斜行剪开一个小口

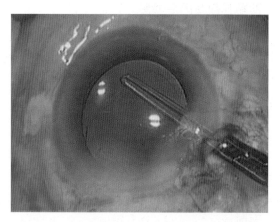

图 8-2-5 用撕囊镊抓住剪开的小瓣,重新撕囊

第三节 后囊膜破裂

在超声乳化过程中发生晶状体后囊膜破裂,是术者在学习超乳手术阶段最常遇到的并发症。即使对于经验丰富的术者,这种并发症仍然是无法完全避免。后囊膜破裂伴玻璃体脱出增加了眼内炎、人工晶状体偏位、黄斑囊样水肿以及视网膜脱离等并发症的风险。然而,在很多情况下,后囊膜破裂是可以预防的。即便是已发生后囊膜破裂,在多数情况下,如果经过适当的处理仍可以成功植入后房型人工晶状体,并使患者获得满意的术后视力。

一、后囊膜破裂的原因及预防

1. 连续环形撕囊不完整 在进行过多囊袋内操作时,不完整的囊袋不能很好地抵抗各种伸展力及牵拉力,导致术中前囊膜破裂延伸至后囊。

2. 年轻患者的软核白内障时较容易发生后囊膜破裂 因为辅助器械和超声乳化针头更容易突然穿过外周核壳而碰触或吸住囊膜(图 8-3-1)。也此外,巩膜硬度较低还会导致前房深度因液流因素而产生更大的波动。因此,在这类白内障患者手术时,推荐设置较低的超声能量和更低的流体参数设置。

3. 后极性白内障、白内障合并后部圆锥形晶状体或球形晶状体等病例中,可能存在中央部囊膜的薄弱或缺陷。水分离即可使薄弱的后囊膜破裂或使先天性的囊膜裂口扩大。因此,发现这种病例时,应行部分水分离,或者只进行水分层,而且需要适当降低液流参数的设置值。最好是在假设后囊膜已经破裂的情况下考虑操作方案。在封闭的前房空间中,以最小幅的动作处理核块,熟练地运用黏弹剂进行皮质"干吸"并借助黏弹剂封闭后囊膜裂口,并将撕裂口转换成连续线性环形撕囊口,这些原则有助于顺利处理后极性白内障。

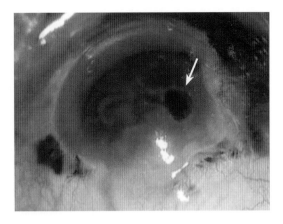

图 8-3-1　箭头所指处,是乳化针头吃透核块致使后囊膜破裂

4. 棕褐色白内障的晶状体核不仅坚硬,且其水平和垂直方向上的径线都较长。因此,在刻槽、劈核、旋转时,器械的作用力都可能直接传递到囊袋。此外,这类白内障病例的晶状体常缺少软的表层核壳,缺乏保护后囊膜的缓冲软垫,使超声乳化针头更接近囊膜,增加后囊膜破裂的机会,尖硬的核块有时还能形成尖利的尖角,有可能损伤囊膜(图 8-3-2)。术者应避免过分水分离,以防止晶状体核块在刻槽时移动幅度过大。水分离时注入过多液体会把晶状体核向前推,使晶状体前表面与前囊膜边缘紧密贴合,从而

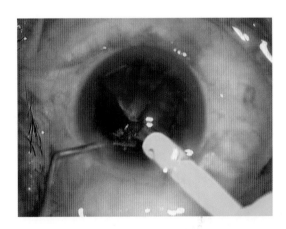

图 8-3-2　棕黑色硬核没有皮质垫保护,坚硬的后板层在劈核过程中会形成尖锐的角度,有可能刺破后囊膜

导致术中囊袋阻滞综合征,使后囊膜隐向后膨出。

中央的晶状体核被劈开,刻槽深度足够大时,可从前囊膜下或晶状体中央的深槽进一步行水分离,使剩余的周边核壳从囊膜上松解,然后将晶状体核块旋转、劈碎、乳化。若后部核壳呈板层状彼此相连,可用辅助器械将其抬起,通过注入弥散性黏弹剂使后部板层核壳与后囊膜相分离,以确保超声乳化过程的安全。

5. 处理过熟期白内障时,最开始在晶状体前表近中央处刺穿囊膜时会有很多液化的皮质从囊袋溢出。为了不在后续操作中遮挡术者的视野,需要仔细地抽吸这些液化的皮质。当液化的皮质释放后,囊膜张力解除,囊袋就会塌陷,前后囊膜更加贴近,从而使在撕前囊膜的过程中有撕裂后囊膜的风险。在继续进行这种具有挑战性的撕囊操作前,需要从最初的囊膜穿刺口注入黏弹剂,使囊袋充盈。在处理白色白内障时,推荐应用如台盼蓝或吲哚青绿等染色剂提高囊膜的可见度(图 8-3-3)。

6. 使用蠕动泵的超声乳化仪在手术过程中,堵塞在探头的核块被乳化完全吸到探头内的一瞬间,大量的液体会因为压力差从前房跟随进入管道中,形成前房内负压状态,这种现

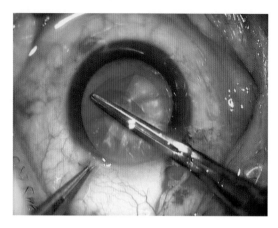

图 8-3-3 成熟或过熟期白内障建议采用囊膜染色技术,提高撕囊的成功率

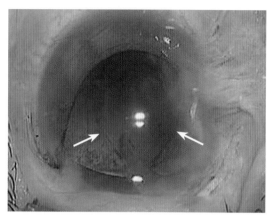

图 8-3-4 乳化最后阶段,突然出现的浪涌使乳化针头刺破后囊膜,图中两个白箭头所指的位置即为后囊膜破裂的边缘

象被称为"浪涌",它可以导致前房骤然间塌陷,后囊膜向前运动,如果术者反应不及,则极易引起角膜和后囊膜的损伤(图 8-3-4)。

浪涌引起的后囊膜破裂多发生在超声乳化的最后阶段,乳化最后一块碎核时容易出现。这时由于没有核块下压后囊膜,如果晶状体皮质软垫也较少,那么囊膜的跟随性增加,浪涌发生时后囊膜很容易碰到超声乳化针头而被刺破。因此,有经验的术者在乳化的最后阶段反而要减少能量和负压,放慢乳化的速度,保持前房的稳定性,小心地乳化最后一块碎核。如果囊膜跟随性较大,可以用辅助器械(如劈核钩)向下抵住后囊膜,为乳化针头留出安全空间(图 8-3-5)。

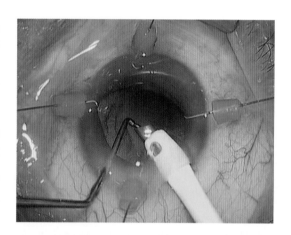

图 8-3-5 辅助器械要在超声乳化针头的下方,防止后囊膜随浪涌前移

二、后囊膜破裂的处理技巧

后囊膜破裂后进行冷静巧妙地处理,是手术成功的关键。无论在哪个步骤发现后囊膜破裂,都应使前房保持半封闭状态并维持前房处于一定的压力水平。前房内压力下降、前房变浅,则会导致玻璃体前移、玻璃体前界膜破裂,可能会使后囊膜破裂范围扩大。

1. 单纯后囊膜破裂 当后囊膜破裂时,如果玻璃体膜完整,且残留的碎核较少,可以注入较多的黏弹剂,压回后囊膜,提高超乳负压水平,降低超声能量、灌注高度和灌注流量,用辅助器械将残余核块调整到适合位置,力求在全堵的状态下缓慢完成超声乳化步骤。

如果残留的核块较大,估计难以完成超声乳化步骤,就应果断地扩大切口,用注水套圈将其挽出。

可以用低灌注 - 抽吸流量来减慢手术,并从最远离后囊膜破裂口处的象限开始清除皮质。吸除皮质时应沿着朝后囊膜裂口的方向操作,因为任何远离裂口的力量都将可能导致裂口扩大。有时,为不增加后囊膜裂口扩大的风险,可能要残留部分皮质。

2. **伴玻璃体脱出的后囊膜破裂** 一旦后囊膜破裂合并玻璃体脱出,情况将变得更为复杂,有可能出现晶状体核或核块沉入玻璃体腔。

在超声乳化初始或半程阶段如果发生了后囊膜破裂伴玻璃体脱出,不管术者有无丰富的经验,都不宜去"勇敢"地尝试继续进行乳化操作,这时及时改为囊外摘除是极为明智的选择。

先注入足够的黏弹剂,将脱出的玻璃体压回,堵塞破裂口,如有可能,尽量用黏弹剂将晶状体核块与玻璃体的混杂状态分享开;扩大切口,自隧道两端斜向角巩膜缘切开或剪开巩膜板层;用圈匙将晶状体核块挽出;去除核块后,应彻底清除脱出的玻璃体与残余皮质,推荐采用低流量双手玻璃体切除术。在从侧切口插入灌注管的同时,从主切口伸入玻璃体切割头,切割头通过囊膜破裂处进行玻璃体切割。应避免将灌注液流直接指向玻璃体腔,这样使术者仅需清除少量脱出的玻璃体,避免玻璃体切除过多。另外一种技术是"玻璃体干切术"(无灌注)行玻璃体切割时需要用反复注入黏弹剂维持前房深度。现在有种趋势是在睫状体平坦部做切口玻璃体切除术。虽然理论上说这种方法有导致玻璃体积血的风险,但能避免玻璃体持续进入前房。有学者提出用曲安奈德(氟羟泼尼松龙)来使玻璃体着色,可极大增加玻璃体的可见度,提高了前段玻璃体切除手术的安全性。

3. **伴核块坠入玻璃体腔的后囊膜破裂** 全部或部分核块坠入玻璃体腔,是超声乳化手术最严重的并发症之一。过度的灌注、粗鲁的操作、超声能量所产生的推斥力、玻璃体液化或前段玻璃体的前移均能导致晶状体核下沉。晶状体核块下沉有可能引起较严重的后果,这是对手术医师一次严峻的考验,无论后果如何,术者都应采取积极处理措施,减少更为严重的或后续的并发症出现。

如果晶状体核下沉至前中段玻璃体,只要晶状体核仍然可见,可采同主切口轴玻璃体切割技术或睫状体平坦部双手玻璃体切割技术。首先注射弥散型黏弹剂,使任何漂浮的游离晶状体组织上浮,并随后充盈前房。然后,在睫状体平坦部作巩膜穿刺口插入玻璃体切割头进行双手玻璃体切除术。应将切割头保持在瞳孔平面后方,这样既可以切断任何脱出的玻璃体条带,又能避免抽吸黏弹剂层。如果能将晶状体核块托向前方,有两种选择进行后续的操作:

(1) 在前房内注射缩瞳剂或黏弹剂等防止晶状体核继续下沉,然后进行前房内超声乳化。

(2) 或者在扩大切口后用晶状体套圈将晶状体核整体取出。如果下沉的晶状体核仍是完整的,术者若要保护撕囊完整性,则需在娩出晶状体核之前将晶状体核切成碎块,否则极容易损坏撕囊口(图 8-3-6~ 图 8-3-13)。

如果晶状体核已下沉至后段玻璃体或视网膜表面,则应暂停尝试对晶状体核进行任何操作。术者需要尽可能清除皮质,以超声乳化术的手术切口或以睫状体平坦部切口为入路行前部玻璃体切除术,随后应将患者转诊至玻璃体视网膜专科来施行接下来的经平坦三通道晶状体咬切术和玻璃体切除术。要避免鲁莽地打捞晶状体核,因为眼前段专科医师对玻璃体的过度扰动会导致更高的视网膜撕裂或脱离的风险。

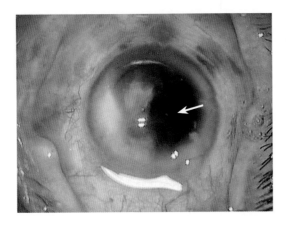

图 8-3-6　后囊膜已破裂,白箭头所指的透明区即为后囊破裂区,此时核块还在前房

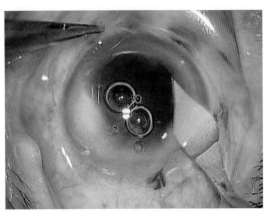

图 8-3-7　由于术者错误使用黏弹剂,此时已将核块压入玻璃体腔,必须扩大切口取出核块

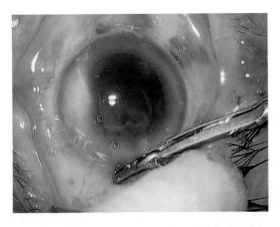

图 8-3-8　先剪除切口和前房的玻璃体条索,避免取核时过度扰动玻璃体、牵拉视网膜

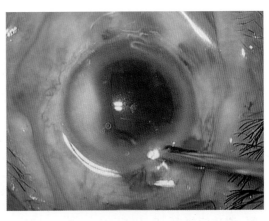

图 8-3-9　圈套器进入前段玻璃体腔,伸入晶状体核块下方,轻轻向上举托

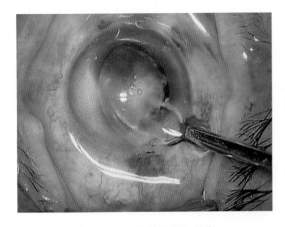

图 8-3-10　将核块移入前房

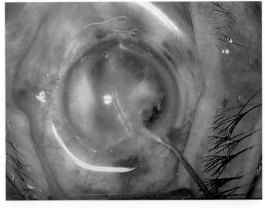

图 8-3-11　在核块后方注入黏弹剂,分离有可能混杂在一起的玻璃体条索

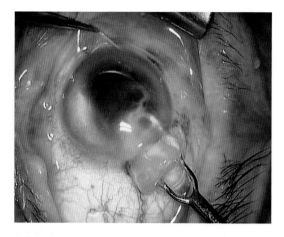

图 8-3-12　用圈套器将核块娩出眼外

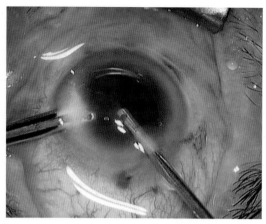

图 8-3-13　行双手前段玻璃体切割,彻底清除前房和玻璃体前段的皮质及玻璃

三、在后囊膜破裂的情况下植入人工晶状体

在发生后囊膜破裂的情况下,植入人工晶状体的关键是保持手术野清晰可见,了解晶状体囊膜、悬韧带的薄弱缺损情况,根据剩余的囊膜面积和位置,决定人工晶状体的设计类型、植入位置和襻的摆放方向。

如果后囊膜破裂口较小,术者可以将中央小的破裂口转变成连续线性环形撕囊口。这个方法需要先用黏弹剂将玻璃体前表面向后压,然后以镊子夹持后囊膜撕裂缘并改变其走行方向,直至形成一个连续的边缘(图 8-3-14)。人工晶状体仍然可以植入囊袋内。

如果撕囊口完整,可以用 C 形襻的三片式人工晶状体代替一片式丙烯酸酯人工晶状体植入睫状沟(图 8-3-15)。一片式丙烯酸酯人工晶状体不能用于睫状沟植入的原因是其襻较厚、襻边缘锐利,且人工晶状体总长偏短。若采用睫状沟植入人工晶状体,在其度数选择上应注意,此时人工晶状体的有效位置与囊袋内植入时不同,因此需在原计划植入的度数基础上减去约 0.5D。在将人工晶状体居中植入于睫状沟后,应对其稳定性进行评估,可将人工

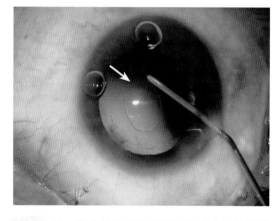

图 8-3-14　将小的后囊破裂口转换成完美的后囊膜撕囊口,人工晶状体仍然可以植入囊袋内

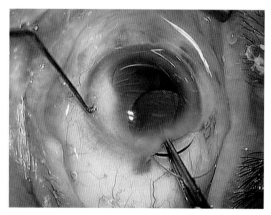

图 8-3-15　如果前囊完整,可以将三片式人工晶状体植入睫状沟

晶状体分别朝两侧襻的部位轻轻移动,然后放开,观察人工晶状体能否自发地回到中央位置(Osher 反弹试验)。如果松开器械后人工晶状体不能自发地回到中央位置,则需旋转人工晶状体,将双襻沿另一经线摆放。

假如没有足够的囊袋支撑,或放置在睫状沟内的人工晶状体仍然表现出固定不良,无法在离位后自行回复到中央位置,或者光学面无法夹持于囊膜口,就需要用缝线将人工晶状体固定。假如不存在如难治性青光眼等相对禁忌证,以及明显的虹膜周边前粘连或虹膜组织缺失等,可取出后房型人工晶状体,改为植入

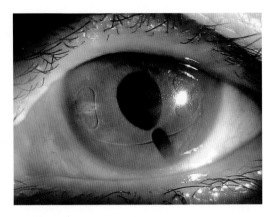

图 8-3-16　Artisan 虹膜爪型前房人工晶状体

房角支撑型前房型人工晶状体,或植入"虹膜爪型"的人工晶状体,这种人工晶状体可固定在虹膜的前表面或后表面(图 8-3-16)。不过,有资料显示,植入前房型人工晶状体后(特别是房角支撑型人工晶状体),患者角膜内皮细胞数会持续下降,有角膜失代偿的风险,因此植入此类前房型人工晶状体须随访患者角膜内皮细胞变化,如果有角膜内皮失代偿趋势,应及时取出。

第四节　晶状体悬韧带损伤

术中出现的悬韧带断裂,可能由于术前已存在小范围的悬韧带离断或隐性脆弱区,也可能由于术中操作时过于猛烈的作用力导致局部悬韧带脱离附着点。其原因包括撕囊操作导致的损伤、晶状体核的过度移位、劈核钩误勾到囊膜赤道部(图 8-4-1),以及灌注-抽吸针头不慎吸住前部、赤道部或后部囊膜。

面对上述情况最恰当的反应是能及时意识到悬韧带断裂,停止操作,避免对悬韧带的进一步损伤。可将弥散型黏弹剂注入到悬韧带断裂区域以阻止玻璃体脱出,根据与处理后囊膜破裂相似的原则,所有器械的作用力方向要指向悬韧带薄弱的象限,避免牵拉邻近完好的悬韧带。

在这种情况下,术者还可以考虑植入囊袋张力环(CTR)。因为当松弛的囊袋不能提供对抗力时,撕囊、吸除晶状体核及抽吸皮质都会变得很困难。由于 CTR 会阻碍囊袋赤道部皮质吸除,所以 CTR 应尽可能晚一些植入到囊袋内,在乳化和吸皮质阶段可能借助聚丙烯虹膜或囊袋拉钩来稳定囊袋,以便于吸除晶状体核及皮质,植入 CTR 时机需术者根据术中情况灵活掌握(图 8-4-2)。

在剥离抽吸皮质时,由于松弛的囊袋很容易被吸住,需频繁使用脚踏板的回吐功能。此外,术者也可施行晶状体皮质"干吸",用弥散性黏弹剂扩大囊袋,然后用直或弯型针头进行抽吸。悬韧带离断区的皮质应留到最后清除。操作中应避免沿向心子午线吸除皮质,而要沿着与离断区成切线的方向吸除皮质。如果皮质紧贴在囊袋上,可先用黏弹剂使两者分离,过度尝试清除所有残余皮质会有导致更大范围悬韧带断裂的风险。为避免发生玻璃体脱出,需要用黏弹剂充盈囊袋,同时避免前房变浅。

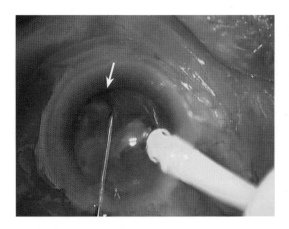

图 8-4-1 劈核钩钩住晶状体悬韧带，在白色箭头所示位置呈现出一片三角形的透明区域

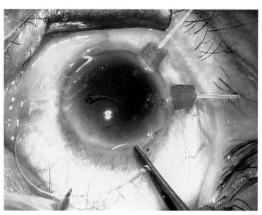

图 8-4-2 患者晶状体悬韧带 6-11 点离断，用两个聚丙烯拉钩辅助固定囊袋后完成超声乳化，吸除大部分皮质后，再植入囊袋张力环

如果玻璃体通过悬韧带离断处脱出，则需要在低灌注流量或无灌注下使用双手前段玻璃体切割器械加以处理。从睫状体平坦部入路进行玻璃体切除，能避免越来越多的玻璃体持续向前脱出。

一旦前段的玻璃体被清除，只要前囊膜开口完整且悬韧带离断的范围不超过 1/3 个象限（四个钟点），就可以往囊袋内植入人工晶状体。将人工晶状体襻与悬韧带离断区所在的径线垂直放置，能抵抗术后能导致人工晶状体偏中心的囊膜收缩（图 8-4-3，图 8-4-4）。由于残存未受损悬韧带所产生的作用力可在术后造成人工晶状体轻度偏中心，所以应尽可能选用大光学面人工晶状体对上述情况会有帮助。

如果悬韧带离断严重，就像其他没有足够囊膜支撑的情况一样，可能需要将后房型人工晶状体缝合固定。对于严重的悬韧带离断，一个很好的选择是将囊袋张力环缝线固定在悬韧带离断区，一种改进型的囊袋张力环在钩上设计出一个小孔，使囊袋张力环可以通过小孔永久地缝合固定于睫状沟，而同时张力环本身则位于囊袋内（图 8-4-5）。

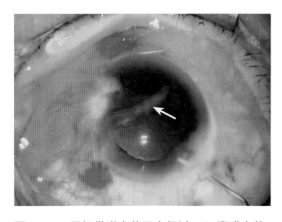

图 8-4-3 悬韧带脱离范围未超过 1/3，囊膜完整，人工晶状体拟植入囊袋内

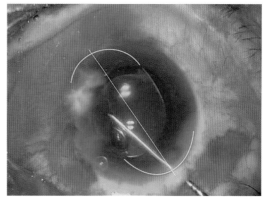

图 8-4-4 将人工晶状体襻与悬韧带离断区所在的径线垂直放置，能抵抗术后能导致人工晶状体偏中心的囊膜收缩

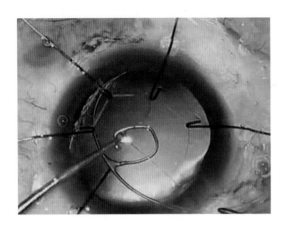

图 8-4-5   超过 1/2 的大范围悬韧带断裂,可以植入带有钩孔设计的 CTR,缝合 CTR 以固定囊袋(此图由河北省眼科医院张武林主任惠赠)

第五节   角膜内皮损伤和后弹力层撕脱

白内障摘除手术中角膜后弹力层脱离的发生率为 0.11%~0.16%。后弹力层脱离主要与手术操作有关,器械较钝、搓拉切口、器械频繁进出切口、器械进入前房角度不当或黏弹剂针头在层间注入都会造成不同程度的角膜内皮损伤和后弹力层撕脱,有时在术中后弹力层脱离与残留的晶状体前囊鉴别不清,开始出现极小范围的脱离时,未能辨认,误认为晶状体囊膜在飘荡而误吸,以致继续操作造成更大范围的脱离。

当合并有眼外伤、青光眼、眼内炎或全身代谢性疾病如糖尿病等引起角膜内皮细胞功能改变时,这种并发症更易发生。

及时发现后弹力层脱离是至关重要的,较大面积后弹力层脱离时前房表现出一种波光粼粼的感觉,反光明显增强。而术后在裂隙灯下可以观察到脱离区角膜水肿,前房内可见一端固定在角膜后壁的窗帘状透明膜(图 8-5-1)。

术中发现可疑脱离后应及时停止手术操作,仔细观察脱离部位及范围,特别是周边部有无撕脱和卷曲。

后弹力层脱离治疗的关键在于早期发现,术中一旦发生后弹力膜可疑脱离,应即刻停止所有操作,借助黏弹剂观察有后弹力层无脱离。如有脱离应注意保护使其不再扩展,仔细观察脱离的范围及周边有无卷曲,继续操作时进入前房的任何器械均需避开已脱离的后弹力膜,并避免冲洗皮质时水流过大,尽量远离该区域。由于脱离的后弹力膜的透明

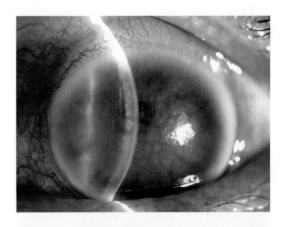

图 8-5-1   脱离区角膜水肿,前房内可见一端固定在角膜后壁的窗帘状透明膜(此图由北京爱尔眼科医院李绍伟院长惠赠)

性及所在位置,有时很难同前囊膜鉴别,故不能准确判断是否是后弹力膜脱离时,切不可贸然试图吸出或用镊子夹出,否则可能造成片的内皮层缺失,引起严重的不可逆角膜水肿和大疱性角膜病变。

小范围的、周边部的后弹力层脱离不需要手术治疗。由于循环的房水的挤压,可使脱离

的后弹力层前的液体渐渐流出,脱离的后弹力层向基质层推进,最终重新附着。

较大范围的后弹力层脱离,则要采取手术治疗的方法。手法方法有:前房内注气、全层角膜缝合和角膜移植。

前房内注气的方法:在角膜后弹力层脱离的角膜缘对侧,15°尖刀穿刺,前房注入消毒空气,气泡的顶压作用可使脱离的内皮层复位。当脱离范围小于 1/3 角膜面积时,直接行前房注气术。当大于 1/3 角膜面积时考虑注入稀释的 C_3F_8 或联合缝线法,稀释的 C_3F_8 浓度为 14%,注满前房。角膜穿刺口选择在角膜后弹力层脱离部位的对侧角膜缘或在脱离部位在站立位时的最低点穿刺。消毒空气被吸收速度较快,在 2~3 天之内就会消失,没有足够的时间使后弹力层重新附着,因此此方法虽然简单,但效果可能受到影响。前房内注入黏弹剂复位后弹力层持续时间比空气长,但由于其相对稠厚,扩散比较慢,残留的黏弹剂能阻塞小梁网,引起眼压升高,注射黏弹剂复位后弹力层的患者需密切观测眼压,同时应用降眼压药物。SF_6 和 C_3F_8 持续时间比空气长,引起眼压升高的风险相对较小,一般来说 SF_6 在 2~3 周内被吸收,而 C_3F_8 在 6 周内被吸收(图 8-5-2)。

然而,实际工作中有可能情况比较复杂,对超声乳化尚未完成的病例,可采用前房注入黏弹剂促弹力层复位,扩大切口用圈匙挽出残余晶状体核块,降低灌注液水平,轻压后唇使部分皮质随液体冲出,注吸残余皮质时注吸口背对脱离内皮,低负压清除皮质,避免加重脱离范围。

对于注吸皮质时发生的脱离,在观察无大面积后弹力层卷曲后降低灌注液高度,低负压小心吸出残存皮质,如皮质较多,粘连较紧,可用黏弹剂针头一边注入黏弹剂一边推压使皮质松动后再吸出,对于少量残余皮质不必苛求完美,将中央清除干净即可,以免得不偿失。

全层角膜缝合:角膜中央保留直径 3~5mm 透明光学区,用 10-0 尼龙线做放射状或切线位缝合。自脱离部位近角膜中央侧进针,相距约 3~4mm,于角膜周边侧出针,穿透角膜全层。进针和出针方向尽量与角膜面垂直,位置一次确定,不可重复操作,以减少角膜内皮的损伤。缝线松紧应适宜,线结要稍短,埋在角膜层间。根据角膜后弹力层脱离的范围和形状,决定缝针的数量。手术结束后,前房内补充注入填充气体,以确保脱离的角膜后弹力层平整复位。眼压维持在略高于正常值(图 8-5-3)。

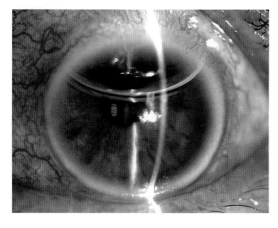

图 8-5-2　前房气体顶压,后弹力层复位,角膜恢复透明(此图由北京爱尔眼科医院李绍伟院长惠赠)

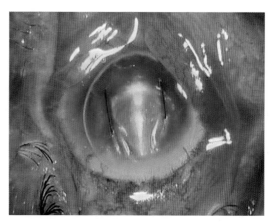

图 8-5-3　大范围后弹力层撕脱后,角膜全层缝合固定联合前房内注气

角膜移植：如果脱离范围大，其他复位方法不够理想，角膜基质持续水肿，导致角膜大疱性角膜炎，或者角膜后弹力层连带内皮层在术中被撕脱或者全层脱离，导致严重的经久不愈的角膜基质水肿，则需做穿透性角膜移植术(RK)。近年来，后弹力层角膜内皮移植术(DSEK)逐渐兴起，成为治疗角膜内皮功能失代偿的新方式。其手术设计的主要原理，是以健康的带有后基质层、后弹力层和内皮层的后板层内皮角膜植片，取代有病变的部分后部角膜，保留受体本身健康的角膜上皮、前弹力层和前基质层，最大限度地保留宿主角膜无病变的成分。

第六节　虹膜脱出及损伤

虹膜脱出和损伤更容易发生在伴有前房拥挤、小瞳孔以及术中虹膜松弛综合征，或者切口构建不良的病例。虹膜脱出可损伤虹膜基质或括约肌，从而导致术后瞳孔不规则、瞳孔对光反射消失、周边前粘连或虹膜嵌顿入切口。术中因虹膜损伤导致的前列腺素急剧释放可引起瞳孔收缩，而虹膜小环的血管破裂可导致眼内出血，使手术变得更为复杂。

如果术中发生虹膜松弛综合征(intraoperative floppy iris syndrome, IFIS)，手术难度将大为增加，处理脱出的虹膜会占据相当长的手术时间。IFIS 的主要特征包括虹膜涌动、瞳孔散大困难、进行性瞳孔收缩以及虹膜有脱出倾向。

处理方式：可用内聚性的黏弹剂使瞳孔散大并机械性地使虹膜回退、虹膜牵张器、瞳孔扩张器以及辅助性药物。药物包括术前应用的阿托品、术中使用肾上腺素或前房内注射去氧肾上腺素(新福林)。

结构良好的透明角膜切口有助于预防虹膜脱出，而切口位置过于靠后或切口太大则容易导致虹膜脱出。术中应仔细操作，减少对虹膜的损伤，降低后房压力能降低虹膜脱出的发生率。任何能引起眼内压急剧升高的情况都可引起虹膜脱出。因此，在水分离时或其他前房操作时，应小心避免将过量液体或黏弹剂注入至囊袋内或虹膜后方。

如果发生虹膜脱出，术者必须尽快确定引起虹膜脱出的原因，找到解决方案。如开睑器放置不当或悬吊上直肌的缝线过紧可能会对眼球施加过度压力。若眼球内液体或黏弹剂过多，引起眼压增高，可通过辅助切口吸除部分眼内液体或黏弹剂，以降低眼内压。如果虹膜脱出发生在进行水分离或黏弹剂分离操作时，可以在囊袋内下压晶状体核，以平衡眼前房和眼后房的压力。经侧切口伸入黏弹剂针头并推注一些黏弹剂到虹膜表面或平扫，大部分情况下都能使虹膜完全复位。如果这些方法都失败，术者可以在脱出的虹膜处做一处小范围周边虹膜切除，以平衡眼前房和眼后房内的压力。应避免对虹膜过度的操作，否则会导致虹膜更加松弛。在手术结束前向前房内注入缩瞳剂、谨慎适当地使用黏弹剂、行周边虹膜切除能降低虹膜嵌顿入切口的风险。在退出灌注器械之前应进行切口水化，使切口密闭性更好，以减少在手术结束时发生虹膜脱出的风险。

超声乳化术中的虹膜损伤可由虹膜脱出以及超声乳化针头或其他器械的直接损伤所导致(图 8-6-1，图 8-6-2)。虹膜脱出或损伤能引起术中瞳孔缩小、虹膜脱色素、出血、组织缺失以及瞳孔松弛或变形。任何虹膜损伤，无论来自器械接触、尖锐的晶状体核碎片还是人工晶状体，都会增加前列腺素的释放，可能导致术中瞳孔缩小和术后炎症反应伴黄斑囊样水肿。

术中瞳孔缩小也可由术中刺激因素所致，如反复的前房塌陷或突然发作的反向瞳孔阻滞，后者常见于晶状体虹膜隔后退综合征。术前局部应用非甾体抗炎药物、局部滴用足量

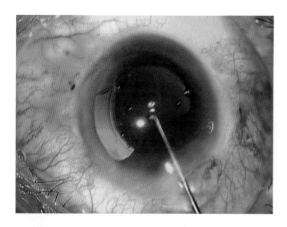

图 8-6-1 手术者操作失误,在进行人工晶状体调位时钩到虹膜带向瞳孔区

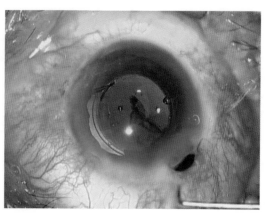

图 8-6-2 导致睫状体出血、虹膜根部离断、虹膜切口嵌顿

的睫状肌麻痹剂、前房内注入去氧肾上腺素或肾上腺素等 α- 受体激动剂,都能辅助维持瞳孔散大。可将不含硫酸氢盐的 1∶1000 肾上腺素加入 BSS 灌注瓶中,或直接注入前房。然而,由于 pH 值偏酸性,肾上腺素在注入前房之前需用平衡盐溶液(BSS 或 BSS Plus)稀释到 1∶2 或 1∶3。

在大多数病例中,谨慎操作可以避免因超声乳化针头直接接触而导致的虹膜损伤。为减少虹膜反应,有人提出应将超声乳化手柄通过黏弹剂进入前房时以减少摩擦虹膜的机会。超声乳化操作应选择在前房中央最深处进行。超声乳化过程中使用低抽吸流量缓慢操作,可以避免误吸虹膜。

术者手术经验丰富后,需熟练掌握小瞳孔下行超声乳化术的一些技巧。如使用具有空间维持能力的黏弹剂扩大瞳孔,此外,放射状虹膜切开术、括约肌切开术以及使用虹膜拉钩或瞳孔扩张都是处理小瞳孔或术中瞳孔收缩的方法。

虹膜一旦损伤,通常会变薄破损或松弛无力。为预防反复的虹膜脱出或器械不慎吸住虹膜,可能需要使用辅助器械帮助虹膜保持原位。延伸至硅胶套管外的裸露的钛金属超声乳化头接触虹膜可导致虹膜损伤,此情况经常被忽视。因此,在小瞳孔下行超声乳化术时,应尽量缩短暴露在硅胶套管外的超声乳化针头金属部分。

第七节 皮 质 残 留

皮质残留多发生于术中后囊膜破裂后,处理并发症并不彻底,没有将前房或晶状体囊袋内的皮质吸除干净。还可能由于术中撕囊口过小,切口位置的皮质由于单手操作困难而有残留。

皮质残留是否会引起严重并发症,取决于皮质残留量的多少。如果只是在晶状体赤道部残留少量皮质,一般可在术后 3~4 周内吸收。而较大块的皮质残留,则吸收时间明显延长,并可引起明显的眼前节反应,残留的皮质堵塞房角,有可能引起继发性青光眼。若有少量软核碎片包裹于皮质中,则很难吸收,还会引起角膜内皮损伤导致局部角膜水肿。远期还会引起瞳孔后粘连、后囊膜混浊、人工晶状体偏位等情况发生。

术中若发生后囊膜破裂等并发症,要在妥善处理重大并发症的基础上,仔细清理混杂于前房的玻璃体和皮质,用水流轻柔地冲刷房角,冲洗出隐藏的皮质和小碎核块。如果切口处囊袋下的皮质较难吸收,推荐使用分离式灌注-抽吸手柄,可以从主切口或侧切口不同位置抽吸皮质,让皮质无所残留。

第八节　驱逐性脉络膜出血

驱逐性脉络膜出血是白内障手术中最令人生畏的并发症之一,由于发病急骤且出血前毫无征兆,常常使术者措手不及,如果处理不当,患者眼内容物迅速大量脱出丢失,会彻底丧失视力。

驱逐性脉络膜出血是指手术中或手术后不明原因的"暴发性"出血,出血来自脉络膜血管。这个灾难性的并发症更容易发生在棕色核的老年患者、有葡萄膜炎史、眼内压控制不良的青光眼、高度近视、红细胞增多症、系统性高血压、低血压、全身动脉硬化、局部血管硬化、血管壁脆弱、眼内终末动脉分支坏死、术中眼内压骤然下降、术中玻璃体脱失、脉络膜充血的患者。此外,抗凝治疗也是一个危险因素。

驱逐性脉络膜出血可以发生在术中,也可发生在术后几小时或几天之内,早期发现是成功处理的关键。

驱逐性脉络膜出血的病人最典型的表现是疼痛。术中剧烈而突然的疼痛!无论术者是否做了充分的球后麻醉,病人都疼痛难忍,或伴有胸闷、气短的症状,患者有时会因为恐惧而拒绝进行手术。疼痛与睫状神经被绷紧或压迫有关。后房压力升高导致的浅前房可能是脉络膜上腔出血的一个征象。如果出血持续且未能及时处理,可见切口裂开,晶状体和虹膜前凸,瞳孔区可见从视网膜周边部迅速隆起黑色包块,一旦切口扩大,眼内容物向前涌,晶状体、玻璃体、葡萄膜组织甚至视网膜都能被挤出来,最后是鲜红色的血液流出。

处理:若术中患者突然眼球剧痛、眼球变硬,必须马上关闭眼球,牢固缝合切口,如果可能,可以立刻肌注凝血酶等止血药。如果术者因为眼内压过高而不能关闭切口,在给予甘露醇的同时应用手指压迫切口。如果已经有玻璃体,要先关闭切口,缝合后再处理切口外的玻璃体。一旦关闭切口,脱出的葡萄膜组织就能复位(或在极少情况下予以剪除),此时可通过注射空气、平衡盐溶液或黏弹剂加深前房。一定不能再勉强继续手术!

切记不要贸然立即行后巩膜切开术排血,Lambrou等认为巩膜切开常不易放出血,可能引起更严重的出血及眼压进一步升高,有些病例中还出现视网膜从巩膜引流口脱出,最终导致眼球萎缩。

如果患者不配合或情绪不稳定,宁可选择晚些时候再完成手术要安全得多。

术中紧急处理结束后,一般给予3天止血及抗炎药,出血会逐渐静止。如果有残留的皮质和核块,可以小心处理,但不勉强植入晶状体。如果出血没有静止,要继续观察至病情稳定。

对于少量出血,没有形成球型对吻脉络膜脱离的患者,一般不需要手术,最迟3个月基本都可以吸收,甚至不影响视力。但对于已经形成球型对吻脱离且范围较大者,需要进行二次手术,排出脉络膜上腔积血,复位脉络膜。

手术时机:一般脉络膜上腔出血后2周左右手术最合适。此时原手术切口开始修复,血

第二节　合并闭角型青光眼的白内障

一、急性闭角型青光眼不同时期的白内障手术

1. 临床前期　《中国青光眼诊断和治疗专家共识(2014)》中指出:符合白内障手术指征又需要做虹膜周边切除术的青光眼患者可采用单纯白内障摘除术来治疗。对于急性闭角型青光眼临床前期的患者,一般单独实施白内障手术,可以在治疗白内障的同时,增加前房深度,开放房角,避免闭角型青光眼的急性发作。

2. 急性发作期　对于急性发作期合并白内障的患者,首先要采取有效措施降低眼压,如频繁使用匹罗卡品点眼、静脉应用甘露醇、多种降眼压药液联合使用、前房穿刺、激光虹膜根部切除等,如果眼压能够降低至正常,或房角粘连 <180°,待眼部炎症消退后就可以单独进行白内障手术,一般同样可以达到同时治愈白内障和青光眼的目的。

对于各种措施应用后仍不能有效降低眼压的急性闭角型青光眼患者,或者房角粘连 >180°,就要在高眼压的情况下实施手术。此时,可以进行房角分离术联合白内障超声乳化吸除及 IOL 植入,术后密切随访眼压,必要时再行小梁切除术。也可以进行小梁切除术联合白内障超声乳化吸除及 IOL 植入术,但手术的风险是非常大的,术中可能出现暴发性脉络膜出血、术中急性脉络膜渗出、术中房水迷流等严重术中并发症。对此要心中有数,做好防范准备。术中操作应轻柔仔细,对术后的眼压等应密切随访。

二、慢性闭角型青光眼及急性闭角型青光眼慢性期合并白内障的手术

采取小梁切除联合白内障超声乳化吸除及 IOL 植入术是比较好的选择,尤其是对于非瞳孔阻滞型(高褶虹膜)的闭角型青光眼,可以一次手术同时解决青光眼和白内障问题。房角分离联合白内障超声乳化吸除及 IOL 植入术也是可以选择的手术方式,优点是安全,术后眼压一般会有不同程度的降低,缺点是眼压可能不会降到理想水平,必要时要配合药物降低眼压,部分病例术后数月会再次出现眼压升高,因此,即使对术后眼压恢复正常的患者也不能掉以轻心,应密切随访,及时对症处理。

第三节　小梁切除术联合白内障超声乳化吸除及人工晶状体植入术

《中国青光眼诊断和治疗专家共识(2014)》中指出,滤过性手术联合白内障手术的手术指征是:符合滤过性手术指征的白内障患者,白内障手术指征参照白内障手术适应证。

关于联合手术,已有的文献支持以下观点:

1. 联合手术无论采用穹隆部还是角膜缘为基底的结膜瓣,长期降眼压的效果相同。
2. 与超声乳化进行的联合手术,白内障切口大小不影响长期的眼压控制。
3. 联合手术中使用丝裂霉素 C,对长期的降眼压作用是有效的。

联合手术又分为单切口和双切口的联合手术。

单切口的常规巩膜瓣切口白内障超声乳化联合小梁切除术:术眼上方巩膜做 4mm×

3mm 1/2 巩膜厚度板层巩膜瓣,分离至透明角膜内 1mm。用 3mm 角膜穿刺刀在角膜缘内 2mm 进入前房,然后按常规完成白内障超声乳化和 IOL 植入,在前房存留黏弹剂的情况下切除 2.5mm×1.5mm 包括小梁组织在内的角巩膜组织,做虹膜根部切除,然后吸除黏弹剂,最后 10-0 尼龙线缝合巩膜瓣和结膜瓣。

双切口小梁切除术联合白内障超声乳化吸除及 IOL 植入术:在术眼上方常规完成巩膜瓣的制作后停止操作,然后在术眼的右上方或颞侧透明角膜做白内障主切口,完成白内障超声乳化和 IOL 植入,再返回到巩膜瓣下继续完成小梁切除和虹膜周切除,注意前房内应始终存留黏弹剂,防止前房消失。最后缝合巩膜瓣和结膜,建议白内障切口也缝合一针,防止术后眼压波动,影响切口的密闭。

第四节　Ahmed 减压阀植入联合白内障超声乳化吸除及人工晶状体植入

Ahmed 减压阀是一种可调节房水引流的阀门管,对于控制难治性青光眼眼压具有确切的临床效果。一般用于经药物、激光或滤过性手术后,治疗效果仍不理想,或者不具备滤过性手术条件,又有一定视功能的病例。也可以运用于初次接受抗青光眼手术的人群。根据世界各地的临床研究显示,通过 Ahmed 减压阀治疗各种类型青光眼的一年成功率在 63%~100%。

Ahmed 减压阀降压原理为:通过带有单向压力阀的引流管,当眼内压力超过 12mmHg 时,将前房的房水引流至眼球赤道部的引流盘,房水经此引流盘周围包裹被动扩散或渗透入周围组织,被毛细血管和淋巴管吸收,使眼压下降,包裹壁越薄眼压下降越低。由于青光眼减压阀的应用,提高了难治性青光眼的手术成功率。

对于临床上经常遇到的各类难治性青光眼,如新生血管性青光眼、葡萄膜炎合并青光眼、人工晶状体眼或无晶状体眼合并青光眼、外伤引起青光眼、滤过性手术失败的青光眼、曾行穿透性角膜移植术的青光眼患者等,以及经药物、激光或滤过性手术后,治疗效果仍不理想,或者不具备滤过性手术条件的各类青光眼,如果同时合并有白内障,则可以采用 Ahmed 减压阀植入联合白内障超声乳化吸除及 IOL 植入术。

笔者采用的改良的 Ahmed 减压阀植入术联合白内障超声乳化吸除及 IOL 植入的手术步骤为:

1. 术眼艾尔卡因眼表麻醉及 2% 利多卡因球旁或结膜下麻醉(图 9-4-1)。

2. 术眼颞上方距角膜缘后 1mm 处,扇形剪开结膜并分离筋膜,暴露上直肌和外直肌之间的巩膜区至赤道后部,形成足够深的兜袋(图 9-4-2,图 9-4-3)。

3. 经丝裂霉素 C(0.04%)浸泡过的棉球填塞于颞上方结膜下,3 分钟后取出棉球并用平衡生理盐水(BSS)大量持续冲洗 1 分钟左右。

4. 先将 Ahmed 减压阀盘用平衡生理盐水冲洗初始化(图 9-4-4,图 9-4-5),确保排清

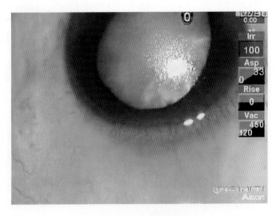

图 9-4-1　球周麻醉

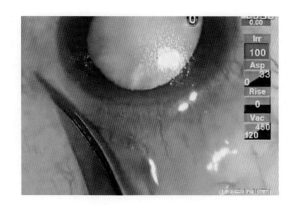

图 9-4-2　分离筋膜囊

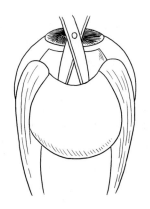

图 9-4-3　分离筋膜囊
兜袋应足够深,以使引流阀植入后

盘内及管内空气,后将减压阀置于眼球颞上方筋膜下近眼球赤道部,用 5-0 线将减压阀盘前端固定于远离角膜缘约 8~10mm 的浅层巩膜上(图 9-4-6,图 9-4-7)。

5. 术眼颞上或鼻上方角膜缘穿刺制作辅助切口,并由此放出房水后注入适量黏弹剂,

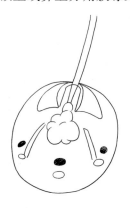

图 9-4-4　初始化
初始化是将引流阀阀门及引流管中的
空气排出的过程

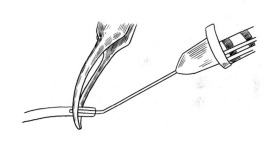

图 9-4-5　初始化
用 26G 针头向引流管中推注适量平衡盐液或
无菌水

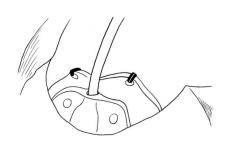

图 9-4-6　固定
可将 2 根缝线穿过固定孔及 1/2 层厚的巩膜

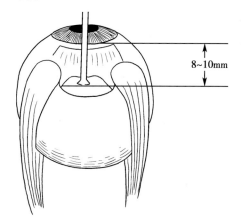

图 9-4-7　位置
直至引流阀距角膜缘 8~10mm

8~10mm

可以防止术中前房的突然变迁和眼压突然
下降导致的其他并发症。

6. 术眼颞上方用 23G 的针头在距离角
膜缘约 5mm 处的，1/2 巩膜层间平行于虹膜
方向，做一巩膜隧道进入前房（图 9-4-8）。

7. 将阀门管约斜形 30° 剪至合适长度，
保证阀门管经隧道进入前房后，远端距离角
膜缘约 2mm，但先不插入管道。

8. 经颞侧或上方透明角膜切口完成白
内障超声乳化吸除及 IOL 植入术（图 9-4-9）。

9. 将引流管道经穿刺隧道插入前房，平
行于虹膜，尽可能远离角膜内皮。

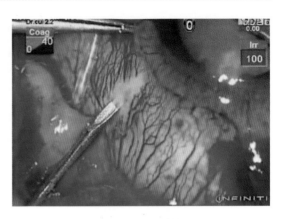

图 9-4-8　巩膜隧道

10. 8-0 可吸收线对位缝合筋膜和结膜；白内障主切口也可以用 10-0 尼龙线缝合一针
（图 9-4-10）。术毕用典必殊眼药涂于术眼眼表，纱布包扎术眼 1 天。

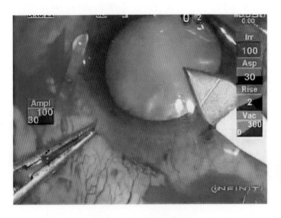

图 9-4-9　超声乳化

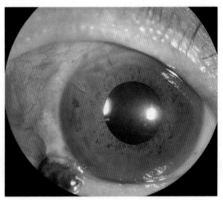

图 9-4-10　缝合

笔者对改良的 Ahmed 减压阀植入术的改良型手术方式主要是直接通过 23G 针头制作
巩膜隧道，取代了制作巩膜瓣、异体巩膜或羊膜移植等其他常规手术方式中的必需步骤，这
样的步骤改进，对眼部组织的损伤更小，避免了异体组织排斥、由于创伤大而引起的葡萄膜
炎等，因此降低术后并发症的发生率，同时，巩膜隧道可以使引流管固定于隧道内，降低术后
引流管拖出、移位等发生。

该联合手术的最大优点是术中及术后眼压波动较小，严重浅前房的发生率低，由于手术
过程没有对虹膜的操作，术后的炎症反应一般较轻。这些对各类晚期青光眼患者保留残存
的视功能至关重要。

该术式的近期并发症主要有：短期的浅前房、轻度的角膜水肿、较轻的葡萄膜反应、引流
管口被出血或渗出堵塞等。术后浅前房一般为短期几天，无需特别处理。引流管口被血凝
块堵塞可以不处理，出血吸收后就会通畅。引流管口被渗出物堵塞，可以在积极抗炎治疗后
观察，必要时手术清除。

该术式的中晚期并发症主要有：角膜内皮数量减少、引流管和引流盘的移位、暴露（图

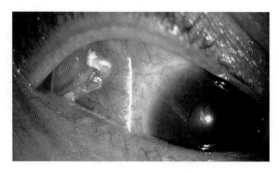

图 9-4-11　移位暴露

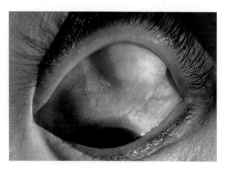

图 9-4-12　纤维化包裹

9-4-11)以及引流盘被纤维化包裹(图 9-4-12)等。

　　导致角膜内皮数量减少的原因是多方面的,如引流管内口与角膜内皮接触,或当眼球转动时,阀门管不能协调地契合巩膜和角膜移动,导致阀门管移位并接触角膜内皮。Lee 等的临床报道提到,在他们的临床随访接受 Ahmed 减压阀植入术的病人中,术后 6 个月患者角膜内皮减少 11.5%,术后 12 个月减少 15.3%,而六角形的角膜内皮细胞在术后第 6 个月比例为 54.5%~53.6%,术后 12 个月比例为 55.2%。

　　引流盘被纤维化包裹是导致术后远期失败最常见的原因之一,虽然目前纤维包裹的发生原因还不清楚,但是有学者从分子学角度分析指出,危险因素是房水中的 TGF-β_2,因为 TGF-β 受体在眼球筋膜纤维细胞内有表达,这就能解释为何术后减压阀纤维化的发生率会如此高。还有,植入物刺激所引发组织纤维化的危险因素很多,其中植入物的材料生物学作用对人体组织的刺激,所产生的内源性刺激被认为是最重要的诱因之一,其次植入物的尺寸、形状、硬度等也会影响纤维化的形成过程及致细胞外基质沉积。总之,减压阀的大小和材料在术后长期随访效果中起着重要影响,Ishida 等的报道指出,硅胶 Ahmed 减压阀(型号 FP-7)与聚丙烯(PMMA)Ahmed 减压阀(型号 S-2)在治疗难治性青光眼患者的临床效果上存在差别,硅胶 Ahmed 减压阀的一年成功率为 94.2%,两年成功率为 82.4%;聚丙烯 Ahmed 减压阀的一年成功率为 83.2%,两年成功率为 56.7%。眼球筋膜的纤维囊在硅胶 Ahmed 减压阀植入术后的发生率为 4.5%,而在聚丙烯 Ahmed 减压阀植入术后的发生率为 18.2%。Bayraktar 等报道,硅胶 Ahmed 减压阀植入术后 8.5 个月的成功率为 84%。Souza 等曾报道,硅胶 Ahmed 减压阀植入术的 5 年成功率为 50%。

　　除此之外,减压阀表面的物理性状也对术后纤维化发生率起到决定性作用,减压盘表面越光滑则发生纤维化的概率越低,或者说发生纤维化的时间被推迟越久。不少研究指出,植入物表面的粗糙程度与细胞黏附数量成正比,细胞的黏附及整合增加了生长因子通路,并起到刺激细胞活化、增长和细胞外沉积的作用。因此,如果制造者将来设计的减压阀,表面尽可能光滑、平整,对于降低术后远期减压阀纤维化包裹的发生率,或者推迟发生时间,是有积极作用的。

　　总之,合并青光眼的白内障手术对医师是一个严峻的挑战,对每一个病例都应该认真研究病情,制订合理的个性化手术方案,并根据自己的设备和技术条件量力而行。最后需要提醒的是,一定要把青光眼的治疗放在首位,无论是联合手术还是分开手术,我们追求的是在青光眼控制稳定情况下的视力恢复,千万不能只见白内障而不见青光眼。

(崔红平)

第十章

尖峰撕囊碎核镊预劈核技术

第一节 尖峰撕囊碎核镊技术产生背景

一、从偶然接触到逐步掌握

2013 年 5 月，一个偶然的机会，笔者开始学习刘保松院长的针尖辅助预劈核白内障手术（CAP 技术），即国内眼科界所称的"尖峰技术"。出于对这项技术的热爱，随后的这几年笔者几乎所有的白内障手术都是用尖峰技术完成。

在逐步掌握后，笔者补充了一个小改进：尖峰撕囊碎核镊技术。

二、尖峰撕囊碎核镊的诞生

在推广尖峰预劈核技术的过程中，笔者发现由于该技术是应用针尖撕囊与劈核，对于已经习惯用撕囊镊撕囊的医生，还需要熟悉撕囊针的用法，于是笔者尝试对技术进行了一些改进和丰富，希望更加有利于尖峰预劈核技术的传播与推广，更有利于临床实践和科研工作的开展。

受到破冰船舰首形状的启发，笔者试制出尖端具有外锋的撕囊镊（图 10-1-1、图 10-1-2），可以在不更换器械的情况下，撕囊后就直接采用尖峰技术进行预劈核动作。经过临床验证后，申请了国家专利（专利号：ZL-2015-2-0078867.9），命名为尖峰撕囊碎核镊（Capsulorhexis-Prechop Forceps，CPF，尖峰镊）。

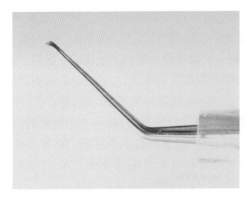

图 10-1-1 尖峰撕囊碎核镊(1)

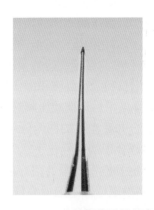

图 10-1-2 尖峰撕囊碎核镊(2)

三、尖峰撕囊碎核镊的特点

1. 采用进口的高强度不钢材制作,头部有较为锐利的外锋,兼具撕囊和劈核的功能,手术过程中不改变撕囊习惯和手术流程,可以减少手术器械与步骤。

2. 尖峰镊将预劈核器械标准化,有利于尖峰技术的统一与推广,有利于临床的观察和对比;尖峰镊是用刚性材料制作,头部没有弹性变化,劈核时力度一致,在劈核过程当中,可以利用镊子双脚的弹开力量进行分核处理,劈核简单、分核均匀;对于Ⅱ~Ⅴ级核,均可以顺利预劈核。

3. 为了方便初学者使用,教学版的尖峰镊头部还标记了刻度(图 10-1-3),第一道线与尖端相距 2.5mm(a),表示尖峰镊刺入核块的最基本深度;第二道线 4.0mm(b),表示尖峰镊刺入核块的最大安全深度;第三道线 5.5mm(c),可以测量撕囊直径,也可以测量小切口白内障手术的切口长度。

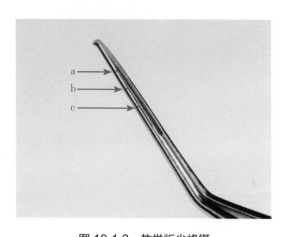

图 10-1-3　教学版尖峰镊
(a:2.5mm,劈核基本深度;b:4.0mm,劈核最大安全深度;c:5.5mm,测量撕囊直径)

第二节　尖峰撕囊碎核镊预劈核技术

一、基本步骤

(一) 撕囊

与普通撕囊镊技术并无差别。因为尖峰镊有外锋,破囊时非常规则,翻转囊片进行撕囊时很少扰动皮质,可以顺时针也可以逆时针撕囊(图 10-2-1)。

(二) 钉核回拉

尖峰镊从主切口进入,用镊子尖端定住核块中央,轻轻回拉,让核块与对侧囊袋赤道部当中的间隙增宽(图 10-2-2)。

(三) 劈钩入位

从侧切口伸入劈核钩,将劈核钩的头端伸入囊袋赤道部与晶状体核块之间的间隙,钩住核块赤道部。笔者习惯使用头长 1.6mm,尖端有钝头保护,内侧有 45 度切刃的南氏劈核钩(图 10-2-3)。

(四) 劈核

尖峰镊从撕囊口边缘向核块中心刺入(图 10-2-4),让镊子与钩沿 180 度径线进行相对用力,镊子尖端刺入核块的深度一般是 1/2~2/3(即尖峰镊头部刻度的 ab 之间)。尖峰镊用力的方向是向前向下,劈核钩用力的方向是向后向上(图 10-2-5)。

(五) 分核

松开镊子,用镊子头部双脚本身的弹开力量将核块分开(图 10-2-6),分开一部分后,可

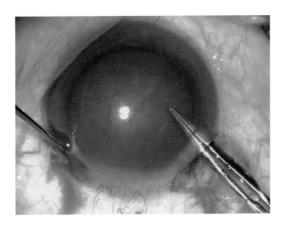

图 10-2-1　尖峰镊撕囊时破囊规则

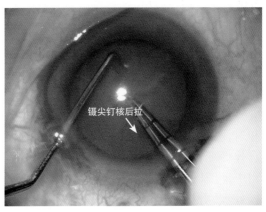

图 10-2-2　镊尖钉住核块中央轻轻回拉，增加晶状体核块赤道部与囊袋之间的间隙

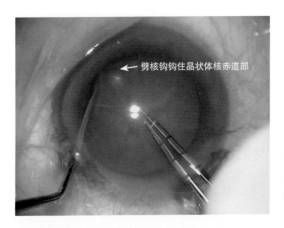

图 10-2-3　劈核钩从晶状体核块体部滑入，钩住晶状体赤道部

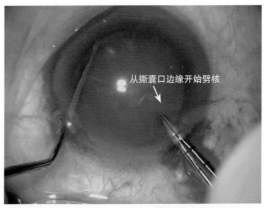

图 10-2-4　尖峰镊从撕囊口边缘向晶状体核中心刺入，与劈核钩沿径线相对用力

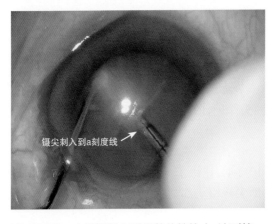

图 10-2-5　尖峰镊刺入到晶状体核块内，达到第一个基本深度

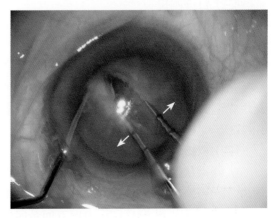

图 10-2-6　轻轻松手，用镊子双脚弹开的力量分开晶状体核块

以进行多次弹力分核,直至核块完全游离分开为二分之一。如果核块较硬,可以在钩与镊相汇合后,再往核块两侧掰开,分开一部分后再进行多次弹力分核,直至将坚硬的后板层核分开(图 10-2-7)。

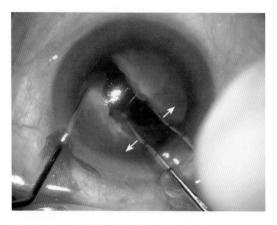

图 10-2-7　可进行多次弹力分核,彻底将晶状体核分为游离的 1/2

（六）旋核

以钩和镊双器械顺时针或逆时针推动核块,旋到合适的位置以后(图 10-2-8),再用同样的方法进行 1/4 劈核(图 10-2-9)。

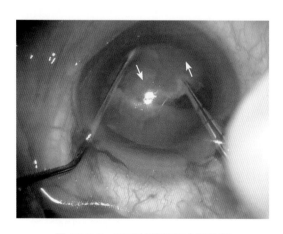

图 10-2-8　双器械旋核至合适位置

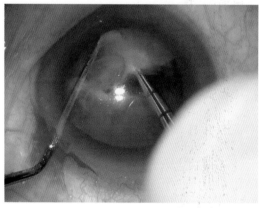

图 10-2-9　进行 1/4 劈核

二、手术技巧

（一）技术要领

1. 钩与镊位置正确　在劈核的时候,劈核钩的位置一定要正确,要置于晶状体核块的赤道部;为了顺利伸入劈核钩,镊子要有钉住核块后回拉的动作,可以增加核块赤道部与晶状体囊袋之间形成潜在间隙。

2. 要进行径线劈核　所谓径线，就是越过中心的 180 度线，径线劈核可以防止核块剧烈旋转。

3. 平衡用力　左右手器械用力要协调、平衡，不可一方用力过度，对囊袋造成推压可牵拉。

4. 弹力分核　在尖峰镊尖端刺入核块 1/2 深度即可尝试松开镊子，让镊子尖端分开晶状体核块，劈开一部分的核块后，就可以顺着晶状体核块本身所具有的纹路进行多次弹力分核。这个技术在处理硬核时非常有效率，可以将坚硬、粘滞的后板层彻底游离分开，降低手术难度，减少手术风险和并发症发生的可能性。

5. 免水分旋核　在旋核的时候，双手协调用力，顺时针或者逆时针去旋核，以钩做引导，用镊子推动核块，两个器械接力用力，后面的核块推动前面的核块，就可以顺利旋动核块。

（二）二分核联合水分离

对于初学者来讲，二分核以后免分离转核，有些难以掌握，二分核联合水分离技术可以作为一个过渡性的手术技巧，也能取得良好的效果。

我们已经知道，白内障超声乳化手术核处理最核心的内容就是进行核块的二分核，这也是超乳过程中最难以掌握的环节，大部分初学者在这个阶段极易将劈核动作演变成"挖碗"操作，引致各种并发症。

尖峰镊二分核联合水分离技巧，可以将充分发挥尖峰镊劈核快速简单的优点，将晶状体核快速一分为二后再进行水分离、旋核及超声乳化手术，这样可以减少白内障超声乳化的初学者在这一阶段发生并发症的可能性，降低手术难度和风险，增强自信心，顺利渡过超声乳化手术的一道难关。

（三）"免旋核"与"微旋核"

对于一些 II 级左右的软核，在实际操作中，由于没有较硬的核块做支撑和推进支点，在进行核旋转时有时会觉得有些困难，影响下一步的 1/4 分核进程。这时可以用到"免旋核"与"微旋核"技术。

1. "免旋核"技巧　二分劈核后，用劈核钩钩住右侧 1/2 核块的赤道部中央，用尖峰镊贴住主切口左侧，以约 45 度角劈开右侧的半个核块（图 10-2-10），这时核块已分成三块，已满足了进了超声乳化的条件，可以将右侧的两个碎核超乳吸除后，再从容处理左侧的另外一个半核。这个手术技巧笔者称之为"免旋核"技术。

2. "微旋核"技巧　二分劈核后，用劈核钩钩住右侧 1/2 核块的赤道部前 1/3，用尖峰镊贴住主切口左侧，抵住已经劈开的核块内侧的外 1/3，钩与镊逆时针推动核块，转动微小距离，再以劈核钩钩住核块赤道部，让尖峰镊可以 90 度角劈从中央劈开右侧的半个核块（参见图 10-2-8、图 10-2-9）；撤回劈核钩，先用尖峰镊向中央轻轻拉动左侧半核以松动皮质粘连，再以同样的原理顺时针微小旋动左侧核块，用尖峰镊紧贴主切口右侧，进行左侧半核的劈核动作（图 10-2-11）。

（四）盲劈技巧

在进行尖峰劈核时，有时会遇到成熟白内障，或者因为不熟练的劈核动作扰动晶状体皮质，术者不能看到劈核钩所处的位置，这时会对我们进一步的劈核动作造成干扰，有可能出现劈核并发症，如果掌握了"盲劈"技巧，就能够继续顺利完成尖峰预劈核。

所谓"盲劈"，并不是要盲目辟核，只是要在非直视条件下仍能劈开核块。其动作要领的

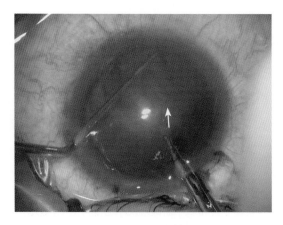

图 10-2-10　免旋核

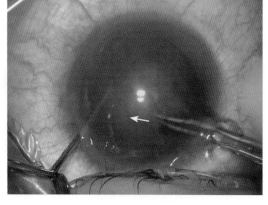

图 10-2-11　微旋核

核心动作是,要能用劈核钩感受到核块的体部,劈核时钩的尖端能紧贴着晶状体有一定硬度的体部滑向赤道部,再继续完成劈核动作。进行"盲劈"无需直视劈核钩的位置,但是要求术者对晶状体的空间大小体积及硬度有良好的感知,才能达到得心应手的程度。掌握了"盲劈"技巧,就可以应付各类复杂的白内障手术。

(五) 尖峰撕囊碎核镊小切口白内障

　　熟练掌握尖峰碎核镊预劈核技术后,可以将之用于非超声乳化白内障小切口手术中,能显著提高手术效果,减轻术后角膜反应,更加适用于大规模防盲白内障手术。

(祁勇军)

附：Charles David. Kelman 自传摘录

Charles David. Kelman,M.D,以萨克斯乐手独有的方式讲述了他作为一名眼科医生的传奇故事,描述了与众不同而又丰富多彩的人生,讲述了难以释怀的音乐追求,展现了跌宕起伏的职业生涯,回顾了伟大发明的艰辛历程,毫不掩饰其桀骜不驯的性格、对脱颖而出的渴望,嬉笑怒骂之间尽显大爱真情。让我们随着大师的思绪,回到那个伟大的时代。

Charles David. Kelman 出生于 1930 年,美国纽约州布鲁克林区（Brooklyn）,家人和朋友都亲切地称他为 Charlie。

他的父亲 David Kelman 是一个极具创造天赋而又心胸宽广的人,2 岁时作为希腊籍犹太裔移民随父母移居美国,15 岁时因生活所迫而辍学,24 岁时创办了自己的制作公司,生产颇为流行的圣诞花环,并为此申请了专利。母亲 Eva 和 David 育有三个子女:两个女儿和小儿子 Kelman,其中一个女儿夭折。老 Kelman 靠勤奋、努力、紧握时机,实现了自己的美国梦,这一切都深深地影响着 Charlie。

"幼年怪诞感受中启迪出朦胧的明星梦想"

Charlie 4 岁时作为犹太家庭的一员平生第一次参加了基督教徒的圣诞聚会,他对圣诞树的好奇、他的童言无忌、故意错读单词让所有在场的基督教徒捧腹大笑,甚至是嘲笑,此时的 Charlie 脑子里产生怪诞的念头:受人瞩目、与众不同是一种奇特美妙的感觉。懵懵懂懂中 Charlie 萌生出想要做明星的梦想。

"开启明星路"

6 岁时 Charlie 参加了一档电台儿童选秀节目,在试听现场面对观众时,Charlie 心中满是迫切的舞台表现欲,而丝毫没有一点点的怯懦。一曲口琴吹奏结束,观众报以热烈的掌声,Charlie 喜欢这种被观众所热爱的感觉。而电波另一端的裁判仅凭借对一个小踢踏舞选手击打出来的旋律的钟爱,而非他的舞姿,匪夷所思地淘汰了 Charlie,这是 Charlie 第一次经历挫折。

"拜大师学习管乐,担纲首席"

父母意识到口琴吹奏并没有前途,转而让爱子学习萨克斯和单簧管,他的指导老师几乎都是全美最著名的演奏家,包括 Bennie Bonacio、Hymie Schertzer、Joe Allard,甚至 Jimmy Dorsey,据说 Jimmy Dorsey 几乎从未给任何人传授过技艺。Kelman 在音乐方面表现出独特的天分,所有的指导教师都预言 Charlie 将来会成为最好的萨克斯手和单簧管演奏者。

在整个中学时代,Charlie 最大的乐趣和追求就是管乐演奏,他顺理成章地担纲皇后区 Forest Hill 中学的管乐首席。在飘飘然参加众多演出之际,转学而来的 Perry 更具天赋,他所吹奏的华彩乐章让 Charlie 也为之折服,甚至不需要排练就能像专业演员那样表现不俗,指挥淡漠地让 Charlie 退居第二管乐手,Charlie 心中充满愤懑和不平,再次体验挫败。

睿智的老 Kelman 不失时机地点拨沮丧的爱子:"像 Perry 这种极具天赋的人,一切来得太容易,在未来的现实中并不一定具有竞争力。相反,像你这样不得不勤学苦练的人,反而可以更好地应对未来,挫败也是一种磨砺。"虽不相信父亲的说辞,Charlie 也未曾言弃,他成立自己的乐团四处演出,在父亲的支持下,在家中的地下室录制唱片。

"首先成为一名医生"

在 16 岁时，老 Kelman 让 Charlie 演奏一曲他最娴熟、最为喜爱的乐曲，Charlie 吹奏了 "Beautiful Colorado"，等待父亲夸奖之际，老 Kelman 巧妙地问了这样一个问题："你能比 Jimmy Dorsey 演奏得好吗？"。Charlie 只能小声嘟囔一句 "我想他会更好吧"。话锋一转，老 Kelman 这样规划了爱子的一生："这是你的生活，你怎么样度过都可以，做一名词作者、歌手、管乐手，或者只要你想要做的任何其他职业都可以，但是你首先必须成为一名医生。"

谈话就此结束，Charlie 只得承命，可内心想的却是一定要重返音乐之路。父亲的声音犹在耳畔，次日校长 Leo Ryan 的话 "你的成绩并不怎么光彩，绝非上大学的栋梁之才，我建议你还是去上商学院吧！"，犹如一盆冷水浇至头上，直率的 Charlie 强辩道："商学院不培养医生啊！我要上大学，我要当外科医生！"，接下来的一整天，回荡在 Charlie 脑海里的都是 Ryan 刺耳的嘲笑。或许老 Ryan 是要有意激励 Charlie。

"求学 Tufts 大学"

Charlie 转而奋起求学，考入波士顿的 Tufts 大学，在大学一年级的时候，父亲不幸被诊断为甲状腺癌，为尽早实现父亲的愿望，Charlie 舍弃了在音乐方面的追求，把所有时间和精力都投入到大学课程的学习中，双倍修学，提前半年完成学业，于 1950 年获得学士学位。

"远赴瑞士学习医学"

受美国医学教育学籍制度的限制，从 Tufts 大学毕业后一个月，Charlie 远赴瑞士日内瓦大学学习医学，法语成为 Charlie 最初生活、学习的最大障碍，以致在整节比较解剖学课程中，Charlie 只听懂了 "la rat" 一个词。

在 50 年代的美国，维多利亚式的道德风范尚未动摇，相比之下，欧洲的女孩更为开放、活跃。在美国同伴忙于上夜校补习法文之际，Charlie 似乎是急于验证这一说法，尽管心中忐忑不安，Charlie 还是来到著名的舞厅 "Palais d'Hiver"，开始结交女友。出人意料的是，半年之后，Charlie 的法文流利到超过滞留瑞士五年的同胞。

他就是以这种奇特的方式掌握了晦涩的法文，就像七巧板游戏一样，关键的一步走对，所有的困难迎刃而解，随后的法文医学课程变得如同他的母语英文课程一样容易。

"坚持，坚持，再坚持"

可谓正中下怀，"Palais d'Hiver" 舞厅愿意帮助有志者涉足瑞士乐坛，那里恰巧在举办比赛，获胜者可以获得参加瑞士广播机构（Swiss Broadcasting System）的试音、工作机会，Charlie 以一首 "Beautiful Colorado" 稳操胜券。可接下来却音信皆无，Charlie 只得不断地，甚至一日两次致电电台询问试音机会，功夫不负有心人，他终于如愿以偿。由此，Charlie 懂得了永不言弃，坚持不懈的重要性，并受益终身。

"随机应变，应对自如"

随后，Charlie 与电台签约了 "Hotel Melodie" 栏目，他是当年在瑞士得到工作机会的唯一一名美国籍医学生。在这一栏目中，收音机前的听众可以随意报出曲目，乐队必须立即响应演奏乐曲，为难乐队、让乐队出丑就是观众的目的。"Swiss Jazz Quartet" 乐队的盲人钢琴师 Achille Scotti 的大脑犹如一部音乐计算机屡试不爽，而 Charlie 根本不熟悉这些瑞士乐曲，但他具有超凡的听音能力和音乐记忆力，电波中，Scotti 的演奏刚一结束，Charlie 立即就能跟随乐队合声进入。由此，Charlie 也磨砺出了超凡的应变能力。在此期间，Kelman 与法国作曲家 Francois Charpin 合作创作的歌曲 "早餐（Le Petit Dejeuner）"，被著名歌手 Jean Sablon 演唱，唱片一度热卖。在 Kelman 的头脑中：医学和音乐是紧密相连的，在学习医学时联想到音乐的旋律是非常自然而然的事情。

"眼科道路的选择"

当 Charlie 还是一名医学生时，在返回欧洲的轮船上，因为共同的爱好——萨克斯演奏，他结识了 Sid Miller，Sid Miller 是纽约北部的一名眼科医生，Miller 虽较 Charlie 年长，两人却相谈甚欢，与 Miller 的交谈潜移默化地影响了 Charlie，他隐约感觉自己日后也许会成为眼科医生，并且像 Miller 样，边执业边继续萨克斯的演奏。

"时间不能静止，铸遗憾未偿父愿"

距离自日内瓦大学毕业前半年，老 Kelman 与世长辞。老 Kelman 面对癌症恶魔，始终保持着尊严，送葬当天，接受过老 Kelman 资助的亲属、朋友熙熙攘攘，多年来 Charlie 对父亲的捐助并不知情，他第一次感受到了父亲的慷慨无私。父亲去世后的当年夏天，Charlie 拜访了 Sid Miller，在 Miller 的诊所里，Charlie 第一次观看了眼外肌和白内障手术，他感觉到眼外肌手术多少有些血腥，而白内障手术的精巧、细致给 Charlie 留下了深刻的印象。手术结束后的当晚，两人再次共同演奏萨克斯。Charlie 感觉到自己彻底被 Mille 的手术技巧所折服，在心中埋下了将来做一名眼科医生的种子。

"医生生涯险夭折"

1956 年，Charlie 完成了在日内瓦大学医学课程的学习，获得医学荣誉学士学位（honor degree）。为了取得纽约州医师执照，Charlie 必须完成一年的临床实习。由于恰逢年中，纽约已无岗位可寻，Charlie 只能远赴巴尔的摩，被分配在妇产科实习，工作异常劳碌，医院条件、生活环境十分艰苦，所从事的工作也并非 Charlie 的专业兴趣所在。实习一个月后，Charlie 体重降低了 10 磅，并且出现明显的咳嗽症状，当得知该院前一年的两个实习医生还因肺结核在疗养院处于康复过程中，他毅然放弃了实习，离开了巴尔的摩。接下来的 6 个月，Charlie 随临时组建的乐队在全国各地巡回演出，反复演奏别人的乐曲而并非自己的作品，也令 Charlie 倍感乏味。值此时，年已 26 岁的 Charlie 感觉自己既没有一个稳定的家庭，也没有一个稳定的职业，异常孤独。

"迷途知返，重返医院"

Charlie 尝试在布鲁克林的 Kings County 医院继续完成实习期，尽管工作时间依然很长，工作依然繁重，或许这次是因为靠近了母亲，又或许是因为靠近流行音乐出版聚集地 Brill 大厦，Charlie 感觉到实习工作还能够承受。在成百上千次进出 Brill 大厦后，Charlie 一首歌曲都没能出版。时间过得飞快，当年年底，Charlie 所能展示给别人的只是一张临床实习合格证。

"思闲暇，选择眼科为职业"

在申请住院医师培训时，或许因为受到先前潜移默化的影响，Charlie 选择了眼科，他的理由仅仅是眼科的工作时间相对较短、急诊病人不多，相对轻松的工作能为他继续追寻在音乐上的发展提供便利。但为他所不知的是眼科学是一个十分热门的领域，极具竞争性，它包括了药物治疗学、手术学和光学，以至于当时在两到三年内都寻求不到住院医师的培训岗位。友人提及 Wills 眼科医院或许招募住院医师，明知希望渺茫，Charlie 决定去费城碰碰运气。在 Wills 眼科医院绝望地等待电梯时，Charlie 碰到了负责住院医师遴选的 Patrick J. Kennedy 医生，或许是 Charlie 的满脸沮丧引起了 Kennedy 医生的注意，Charlie 将自己的经历讲述给了 Kennedy 医生，奇迹真的发生了！在 Kennedy 医生的帮助下，Charlie 幸运地进入了 Wills 眼科医院，在这样一家全美最好的眼科机构开始了住院医师培训。

Wills 眼科医院激发了 Charlie 对眼科学的浓厚兴趣，在这里 Charlie 观看的第一例白内障手术由恩师 Kennedy 施术，当 Charlie 从 Kenney 医生手里接过缝线，完成 12 针的切口关闭缝合时，感受到了莫大的荣耀，恩师的夸奖也使 Charlie 发自内心地喜欢上了眼科。

"幸运之神再次降临"

Charlie 在费城期间，结识了著名唱片公司的股东 Pete D'Angeles，Chancellor Records 随后出版了 Charlie 自己谱曲、独立作词、亲身演唱的专辑 "Telephone Numbers"，在当时一度高居流行乐坛的榜首。也就是在这个时候，他给自己选择了 Kerry Adams 的艺名。

"最黑暗艰难中成家立业"

在 Wills 眼科医院的后期，Charlie 结识了女演员 Ellen。Ellen 极具魅力，面对心仪的女孩儿，Charlie 迅速坠入爱河。可 Ellen 却是十足的交际花，周旋于多名男友之间。就在 Charlie 疯狂追求 Ellen，憧憬着甜蜜的婚礼之际，Ellen 丑陋的本性暴露并极大地伤害了 Charlie 的感情，Ellen 简直就是一个病态的说谎狂。

随着 Chuby Checker 新歌"The Twist"的发行，流行乐的风尚迅速改变，流行乐风格就是如此，Charlie 在"Telephone Numbers"演唱中那种柔美的声音不再受人追捧，Chancellor 公司立即取消了 Charlie 新歌的发行，Kerry Adams 就此陨落。

离开 Wills 眼科医院，就到了 Charlie 独立行医之时。对于开设诊所的新手而言，平衡财务支出的方法之一就是加入健康保险计划（Health Insurance Plan），患者每月只需支付几美元就能够得到免费诊疗，医生的薪资也少得可怜。就诊的患者或是验光配镜，或是无关痛痒的小病，动辄不是嘲笑医生，就是威胁要去投诉，一谈到需要手术，立即转身而去。这种繁忙庸碌的工作让 Charlie 怀疑本应做个音乐人的他做医生会不会是个天大的错误。这不是 Charlie 所期盼的生活。

手术医生历来受人尊敬，特别是那些著名的眼科医生，他们的医术被人们当作神话在传颂，他们就像超级明星一样受人追捧，甚至他们的怪癖、懈怠都能变为轶事。Charlie 毅然退出了健康保险计划，独立开设了自己的诊所。与其说是诊所，不如说是每天只能使用 3 小时的合租房，"Kelman 医生诊所"的铭牌只不过是公文包内袋不能缺少的随身杂物，门可罗雀的残酷现实让 Charlie 不得不考虑该如何度过此生。尽管这是一个阳光明媚的春季，对 Charlie 而言，却是那样阴霾湿冷。

在 Ellen 之后，Charlie 虽百无聊赖、内心空虚，但对结交女孩子再无兴致。正值此时，高尔夫球场上身材高挑、金发的 Joan 进入了 Charlie 的视线。Joan 单纯、直率、贤淑，似乎就是缺少了那么一点点的激情和浪漫。Charlie 意识到这才是自己真正可以相信、依赖的爱人，6 个月后 Joan 成为第一任 Kelman 夫人。

"读杂志获灵感，再唤名人梦"

伴随着演艺生涯成长起来的人们对于明天情有独钟，或许明天什么都会改变，或许明天就是最幸运的一天，Charlie 就是这样一个乐观主义者，永远期待着明天的冒险。在结束平淡无奇的一天之后，一本名为"Look"的杂志映入 Charlie 的眼帘，封面上戴口罩的神经外科医生 Irving S. Cooper 引起了他极大的兴趣，Cooper 医生发明了一种冷冻治疗设备，通过细长的探针进入颅内对特定的微小区域进行干预，可治疗帕金森氏病这样特定的神经外科疾病，杂志内还特意附带有一张 Cooper 医生在私人游艇上度假的照片，这不禁让 Charlie 立即联想到他对人类的贡献何其伟大，他的个人成就何其之大。此时的 Charlie 有的是羡慕而绝非妒忌，多年来在音乐历程中的磨砺已使得他对事物极为敏锐，头脑中立即闪现出将这一装置应用于眼科领域的灵感，同时，Charlie 似乎已能清楚地看到它能给人类带来的崭新的贡献，甚至伴之而来的个人荣誉、财富和权力。

"坚持不懈，终获机会，成果初现，胜利在即"

与 Cooper 医生这样的大人物会面绝非易事，接下来是永远不能接通的电话，没有回复的电传，于是 Cooper 医生的门阶上不时出现 Charlie 的身影，长椅上 Charlie 和抖作一团的患者一同等候。在瑞士的试音经历已使得 Charlie 深谙坚持不懈的道理。功夫不负有心人，这一天终于来临了。Cooper 医生以命令式的口吻让 Charlie 走进了诊室的套间，"Kelman，你是我见过的，最难缠的狗娘养的！"Cooper 以这样傲慢无礼的方式作为开场白。就在 Charlie 面对着大人物的背影盘算着如何说服之时，Cooper 终于说出："好吧！用我的实验室、我的动物、我的技师。现在，你是我的人了，每周 100 块。"，话音未落，猛然转身指着门说："有更大的鱼在等着我！立即从我眼前消失"。此时的 Charlie 是何等欣喜，简直要迷失方向。

次日，Charlie 飞到芝加哥参加了美国眼科学会年会，共有 6000 名眼科医生出席。接下来的时间里只有其中的 50 人才是讲台上的明星，而这 50 人中仅有 10 人才是真正的大人物，他们所营造的帝国全然就是私人俱乐部，外人极难跻身其中。对这样的学风，Charlie 心中颇有微词。在欧洲完成学业，业余精力完全放在音乐上的他没有结交什么学界朋友，谁会在乎大厦之中这样一粒渺小的"沙子"呢？ Charlie 对交叉学科的敏锐，已使他有了足够明确的方向。潜意识告诉他：发明，本质上就是各种信息的全新巧妙组合。这将是一次真正的机会，甚至是一个突破，他真想藉此一个飞跃跨上讲台。他开始焦躁不安起来，仅仅停留了一天便返回了 Cooper 实验室。

Charlie 在猫的颅骨上钻孔以便接近眼球后部，在检眼镜的观察下进行冷冻实验，就在温度下降的那一霎那，视网膜上结出了美丽的白色冰球，这意味着冷凝能够形成完美的粘连瘢痕。这一切如此神奇，却又完全如 Charlie 所料。传统电凝的热针有可能损伤巩膜组织,而冷凝则不会,自此视网膜脱离手术发生了突破性的重大改变。在重复实验之后,Charlie 撰写提交了他的第一篇科学论文。

Charlie 以前所未有的热情继续进行其他冷凝实验,这种热忱甚至连 Charlie 自己都感到惊讶和困惑,也许是早年对明星梦的热切追求,使他投身其他事业时,能够拥有同样的激情与爱,这种激情与爱已深深植根于他的头脑、溶于他的血液。

接下来的工作异常顺利,Charlie 继续对眼球内其他组织的冷凝效应进行研究,探头首先接触到的就是猫的晶状体,在冰球形成的瞬间,探头与晶状体牢固粘着、不可分离,冷冻效应深达晶状体组织内部,探头抽离时,晶状体被完整而轻松地摘除了。Charlie 马上意识到这将是他的第二个研究突破:白内障手术的新途径。这种方法将几乎全然不会出现囊锯法、Barraque Facoeresis 法行晶状体摘除过程中发生囊膜破裂、晶状体物质眼内播散的风险,后者将是造成视力损毁的灾难性并发症。

很快,Charlie 进行了第一例人眼的白内障冷冻摘除术,对这一手术的安全性,他几乎信心十足。尽管 Cooper 团队在观摩手术,Charlie 在手术台上没有丝毫的怯懦,反而再次感受到那种久违的舞台兴奋感,当探头接触到晶状体的那一刻,除 Charlie 外,所有的人都屏住了呼吸,多年的萨克斯演奏使 Charlie 的手异常沉稳。Charlie 发出了降温的指令"-5 度",没有反应,"-10 度",依然没有反应,手术间的气氛异常紧张,"-20度",冰球出现! 对此,Charlie 早已了然于心,他轻轻地提起了探头,如黄钻石般纯净的晶状体立刻聚集了所有人的目光,几乎是在同一时刻,所有人长嘘一口气,这非但是一次成功的手术,简直就是一次完美的演示。Charlie 早已从 Cooper 那里学会了这样的表演技巧,就在胜利的那一刻,在 Charlie 的余光中,随着 Cooper 的背影、屏蔽门悄然关闭。

"命运不济,花落他人,又遇失业,如同寒冬"

视网膜脱离手术需要有经验的专科医生实施,Charlie 只不过是一个执业 4 年的小医生,或许是出于这样的考虑,Cooper 无情地命令 Charlie 将视网膜冷冻方面的临床研究交由 Eastern 医学院的 Curt Driscut 继续完成。恰逢此时,期刊以需要验证为由拒绝了 Charlie 关于视网膜冷凝的研究论文。那么,白内障冷冻摘除技术就成为 Charlie 赢得声誉的最后希望,然而,当期的 "Medical Tribune" 杂志上刊登了华沙 Theodorus Krawicz 医生关于白内障冷凝摘除手术的时讯,这最后的希望也破灭了。如果能在美国眼科学会宣读论文,自然是树立职业形象的不错选择,可得到的答复依然是"拒绝",随后经过反复申诉,组委会才勉强同意给 Charlie 数分钟的发言机会。会议上 Sanders 以详实的临床资料介绍了视网膜的冷凝治疗,著名的 Perkins 教授播放的幻灯与两年前 Charlie 的展示极为相似,讲述了白内障冷凝摘除术,得到了雷鸣般的掌声,Perkins 还谈到了 Linde 公司,这家公司把 Charlie 眼用小探头的设想变为现实,但这些大人物根本无人提及 Charlie 的开拓性工作,更不要说提及他的新发明——采用热电耦合原理的冷凝设备 Cryostylet,Cryostylet 无需使用液氮。Charlie 的发言被放在了最后,已毫无新奇可言,听众的反应极其冷淡,Charlie 心中充满了愤怒、愤怒、愤怒! 厄运并未就此终结,Mid-Cities 医院又研发出了采用氟利昂的笔式纤巧冷冻探头,这意味着 Cryostylet 惨遭淘汰。当 Cooper 得知这一切之后,告诉 Charlie 他已竭尽所能,建议 Charlie 寻求一家眼科医院继续事业,话虽婉转,但丝毫无异于开除。在 Charlie 的生命中,这是一个痛彻心扉的寒冬。

"痛定思痛,效法大师续报基金,冥冥中再获灵感"。

被无视、被愚弄的痛楚难以释去,但对新思路、新发明的痴迷早已让 Charlie 难以驻足,他要继续他的设想、追求他的事业。寻求国家卫生研究院(the National Institute of Health)资助碰壁后,Charlie 忽然想起了资助 Cooper 的 John A. Hartford 基金。

John A. Hartford 基金是由 Atlantic and Pacific food chain 的继承人 John Augustine Hartford 于 1929 年创立的慈善基金,基金的宗旨是"为最多的人谋取最大的福利"。在 20 世纪中期,该基金主要用于资助临床和基础医学研究,一度是医学领域最大数额的基金。

Charlie 希望能够在提交给 NIH 的研究草案的基础上进行修改,可他忽然意识到冷凝研究似乎已无新意,况且 Hartford 基金只资助那些重大突破性项目,他的专业是白内障,不是肿瘤,不是心脏,不是肾脏,能有什么突破呢? 至少著名的 Troutman 教授已经断言:白内障手术已发展至巅峰状态,已不存在任何改进的空间。这成为困扰 Charlie 整晚的难题。这是一个辗转反侧、难以入眠之夜。当时的白内障手术需要 8~10 天的住院观察,要彻底制动,这对老年人而言某些时候甚至是致命的。半夜醒来恍惚之间,Charlie 在草案的末尾写道："除了冷凝研究之外，申请人还将研究通过利用某种裂解性能量或者某种化学性药剂，通过针孔大小的切口完成白内障手术，患者将无需住院，将能够快速地恢复工作和正常的社会生活……"

1962 年，提交草案三天后，Charlie 终于等来了和 Hartford 基金负责人 E. Pierre Roy 会面的时刻。Roy 此前是 Hartford 家族企业的会计，毫无医学背景，他根本就不需要这些知识，Roy 的目光足够犀利，"获胜者"才是他资助的对象。Hartford 基金办公室设在克莱斯勒大厦的第 100 层，似乎象征着 Roy 至高无上的权力，在 Charlie 的心中 Roy 一定是傲慢 Cooper 的翻版。然而，见到的 Roy 却是一个面容和善、睿智、善解人意的老人。尽管如此，"Kelman，你的申请书简直就是一连串的废话。"Roy 边说边抖动着他手中的草案，"这是 NIH 才会资助的东西，不是我们！"，Charlie 正要解释，Roy 一个手势制止了他，申请书就这样在摇摇摆摆中荡入了废纸篓。隐约中，Charlie 觉得谈话并没有结束，Roy 绕过了写字台，手中拿着一张单页，一边微微笑着一边轻轻地敲击着单页背面，天啊！ Charlie 看到单页上正是他最后加上去的，那最漫无边际、最离奇的一段。Roy 一边笑着一边说："正是这打动了我，Kelman。这足以让你获得我们的资助。"Roy 大笑起来，"我们根本不想资助什么冷冻项目。"此时的 Charlie 真想跳起来，拥抱这可爱的胖老头。道谢告别后，Charlie 居然徒步穿行了二十个街区，欣喜若狂，他真想和遇到的每一个人握手，热烈地拥抱他们，真想告诉他们：我刚刚获取一笔丰厚的资助，而且我就要做父亲啦。

最终 Hartford 基金会直接给予 Charlie 299 000 美元的基金，用于进行为期三年的小切口白内障手术的研究。这笔基金是有史以来私人执业医生所申请获得的最高金额，与当年 Cooper 医生获得的资助相同，甚至超过了绝大多数著名高校申请获得的基金数额。

"欣欣然投入研究，历经波折"

有了这笔基金，以其中的 15% 作为管理经费，Charlie 很快在 Mid-Cities 医院建立了自己的实验室，基于以往的经历，他对研究的核心内容讳莫如深，除了 Charlie 本人和 Hartford 基金会的 Roy，其他任何人都以为这是一项关于冷冻方面的研究。

Charlie 邀请在费城工作的朋友 Ron Lotozo 作为医学绘图师，Otto Richter 作为工程师，随后，Cheryl Jalbert 先后作为秘书、眼科技师也加入了 Charlie 的团队。每当 Charlie 有了新的想法，就由 Lotozo 绘出草图，凭借 Richter 灵巧的双手立即就能制作出一样样复杂而精巧的装置。

Charlie 首先尝试了一种可折叠的微型蝶状橡胶网袋装置，但实验证明橡胶网袋极易破碎，太过笨重，难于操控进出切口，极易损伤眼内组织，不具应用前景。

第二年，即 1963 年 3 月开始，Charlie 转而尝试各种高速旋转装置，包括高速旋转的钻头、微型搅拌器、微型研磨器、微型冲击钻等等装置，但均以失败而告终，这些器械要么缠绕虹膜，要么所引起的高速涡流造成虹膜根部离断、前房出血、角膜内皮细胞损伤。这一年的工作毫无建树，Charlie 开始焦躁起来。

Charlie 其后又尝试使用化学性物质软化、溶解晶状体，但实验证明任何可产生这一效应的物质可同时造成角膜内皮的损害。截至此时，该项研究已花费了 250 000 美金，距离基金结题仅剩六个月的时间，研究陷入极端困境。

焦头烂额的 Charlie 已很长时间无心打理自己，他不修边幅任长发及肩，邋遢至极。在直面 Roy 坦承彻底失败之前，Charlie 决定修整一下自己，去除满口的烟渍牙石。Charlie 来到了妻子 Joan 曾经的老板—牙科医生 Larry Kuhn 的诊所，当 Larry 将银制探针伸入 Charlie 的口腔时，他敏锐地感觉到了那种若隐若现的细微振荡，听到了尖锐的高频响声，探针与牙齿的接触也似乎若即若离，伴随着液流，顽渍神奇地不见踪影。发明的灵感就像黑夜中的霹雳异常炫目，Charlie 意识到或许这就是三年来苦苦追寻的关键所在。Charlie 一下推开 Larry 的手，从诊椅上一跃而起，以为伤到了 Charlie 的 Larry 忙不迭地应对一连串的发问，错愕不已，更为疯狂的是 Charlie 拥吻了 Larry 和匆匆赶进诊室的护士，狂笑着夺门而出，风驰电掣般驾车离去，诊所里的人们目睹了这一切，吃惊得下巴差点脱臼。事情到此并未结束，20 分钟后，Charlie 再次返回，胸前还飘曳着未及摘去的治疗巾。他粗鲁地命令可怜的老太太立即离开诊椅，唯恐避之不及的女士弹射而出，逃离诊室。旁若无人的 Charlie 镇静地取出小瓶中刚刚摘出的晶状体，在 Charlie 的指尖上，晶状体被探头雕刻出纤细的凹槽。神奇的是：这无需施加任何压力，晶状体非但没有丝毫的移动、旋转，更没有被弹走。这一切验证了 Charlie 此前的想法，"高频、高速"是解决问题的关键，这就像是一连串子弹能够穿透木板而不会将其推倒一样。在这一切结束后，正准备给 Charlie 注射镇静剂的 Larry 突然发现：Charlie 重又坐回了诊椅，平静地让自己继续完成治疗，Charlie 则陶醉于探针所带来的奇妙感觉。

困扰已久的问题在最后关键时刻终于得以解决，但设想与现实之间还有很多难以逾越的沟壑需要迈过。在说尽好话、恳求甚至是乞求之后，Charlie 终于艰难地说服了 Cavitron 公司的总裁 Bob Navin，随后斯洛文尼亚的 Anton Banko 加入了团队。

Charlie 最初采用的是实心的针栓样探头，它所形成的乳液颗粒像沙尘暴样损伤角膜，探头的高频振荡所致摩擦大量产热，同时非轴向（nonlongitudinal）探头运动造成有害的能量播散，并且会造成不锈钢探针金属碎片剥脱。在 1966 年 4 月开始的动物实验中，手术眼局部温度高达 110 华氏度，远远超过正常 97 华氏度或可以耐受的温度，所有猫眼无一例外被"煮熟"。

在 1966 年早期，在原型机出现之前，Charlie 作出了两个重要的改进，首先是以中空、锐利的钛合金针头取代了针栓样探头，其次是引入了负压吸引系统，经过这样的改进，破碎的晶状体物质所形成的乳液颗粒能够被及时地移除，同时增大了液流量，由此成功解决了热量蓄积的问题，也成功消除了探头质量不对称所引起的非轴向运动，同时由于钛合金的惰性和坚固性，金属脱屑问题不再发生。

此后，活体猫眼动物实验取得突破性成功，手术后角膜保持清亮，为了验证手术的安全性，Charlie 迫切需要在其他物种进一步实验。Charlie 忽然想起邻家主人在数月前曾经请求自己为其爱犬 Chow 实施白内障手术，Chow 的双眼手术十分顺利，仅耗时不到半个小时，手术后 Charlie 在狗的头套上缝制了两枚镜片作为特殊的无晶状体眼眼镜。

基于先前研究成果被窃取，文章被剽窃的教训，尽快公布研究成果、发表文章提上日程。一封来自德高望重的专家推荐信可避免再次遭遇"学术黑手"，西奈山医学院眼科主任 Irving Leopold 教授就成为最佳人选。Leopold 是 Charlie 在 Wills 眼科医院读书时结识的正直的学者，是一位眼科药理学家和葡萄膜病专家，他的诊室里总是挤满了来自世界各地的疑难病人等待最终的诊断。在与 Leopold 会面，简短的寒暄之后，教授狐疑地看着 Charlie 带来的 Chow，起初对检查一条狗的眼睛的要求感到极为愤怒，但在得知这条狗就在昨天刚刚接受了白内障手术时，引起了教授极大的兴趣，在听过 Charlie 的全部故事以后，Leopold 立即致电著名杂志编辑 Frank Newell，诚挚推荐 Charlie 的研究论文，评价说："原创性的工作。很特别！"。几周后，首稿被录用、等待付印。

"善良长者，贡献医学，令人敬仰"

当时的美国，新的技术、新的方法是否妥当完全由医生个人进行判断，并承担相应责任。在动物实验取得成功经验之后，1967 年开始，Charlie 开始着手临床实验，并选择在 Mid-Cities 医院完成。

79 岁的 John Martin，罹患绝对期青光眼、持续眼痛等待眼球摘除，Charlie 希望在摘除眼球之前首先附加他的实验性手术。Charlie 希望 Matin 明白这个手术对 Martin 本人毫无益处，但却极有可能造福他人，片刻迟疑后，John Martin 欣然应允。

Sirotka 是 Mid-Cities 医院的白内障手术医生，是个动辄要开除这个、开除那个的家伙，尽管他的手像爪子一样丑陋，但他的手指异常灵巧，就像是芭蕾舞演员的舞步，他的手术极其值得观摩。Sirotka 在结束自己的工作后，最大的爱好就是在各个手术间游荡、指手画脚，Charlie 真的不希望 Sirotka 染指自己任何的临床实验研究，选择偏于一隅的 6 号手术间就成为必然，他希望所有的工作在秘密中进行，但 Charlie 仍然感到某种担心。在那个年代，手术感染意味着手术后几个小时后患者的眼球就会变成不可救药的一包脓，于是，6 号手术间就挂出了"污染间"的标识，Charlie 真的希望 Sirotka 看到标识后是逃得最快的一个。

手术如期进行，此时的 Charlie 不禁同情起 Martin 来，毕竟这是一个实验性手术。同时，Charlie 心里又充满了莫名的恐慌，仿佛看到他的名字醒目地出现在报纸的头条，下面的标题赫然地写着：Kelman 医生在实验中治瞎了患者的眼睛。"这是什么鬼东西？"麻醉师 Angelo 的话无异于雪上加霜。整个手术过程用恐怖来形容毫不为过，以至于 Charlie 多年以后回忆起来还充满惊怵。手术历时四个半小时，超声乳化时长 79 分钟，术中角膜塌陷 30~40 次，角膜内皮大片撕脱，虹膜被撕成碎片，晶状体后囊膜破裂……在整个手术过程中，Charlie 的手像帕金森病患者一样狂抖不已，踏板上的脚踝痉挛抽搐，好像感觉到他的冠脉在收缩狭窄，他真的希望胸腔中那颗狂跳的心立刻停搏下来。Charlie 不得不中断手术数次，以尽量使自己平静、放松。当手术结束，Charlie 要离开手术台时，他感觉下肢血流似乎已被切断，摇摇摆摆勉强扶床站立，步履蹒跚地来到隔壁一间闲置的手术间，仰面躺在手术床上，心中默默祈祷：一切都会好起来的。

Charlie 整晚守护在 Martin 身边，次日不得不摘除他化脓的眼球。本来就沉默寡言、面容忧郁的工程师 Anton Banko 承受不了巨大的精神压力，很快退出研究。Martin 在出院当天，显得极为兴奋，他劝解 Charlie

不要气馁,要坚持下去,Charlie 异常感动,眼泪差点夺眶而出。此事过后,Cavitron 公司拒绝为 Kelman 提供进一步的技术支持。

"再尝试再完善,终成正果"

Charlie 没有放弃,继续改进。1968 年初,Charlie 研发出更为小巧的手柄,超声乳化探头振荡频率从最初的 20 000 赫兹提高到 40 000 赫兹。随后,Charlie 在科技期刊《Carolina Medical Electronics》刊登的一则广告上发现,北加州的一家公司生产一种可侦测小动脉血流速度的装置,将其引入 Cavitron 公司的设备,以达到控制液流和负压的目的。同年 9 月,Charlie 又研制出蠕动吸引泵,至此,灌注和吸引可实现实时自动平衡。随后,Charlie 利用硅胶套管将乳化探头与切口组织隔离,通过减少摩擦进一步解决了过热问题。Cavitron 公司的研发热情再度被点燃,派出另一名工程师 Foxx 参与进一步的研究改进。

有时 Charlie 也会这样想:真应该把剩余的基金退回去,干脆加入街边乐队继续吹奏他的萨克斯好了。但是,研究还必须继续。又到了重新启动临床实验的时候,70 多岁的 Anna Swetze 是 Charlie 观察了 5 年的老病人,糖尿病最终还是剥夺了她一只眼的视力。当 Charlie 直截了当地告诉 Anna,这个手术与其说是为她而做,不如说是为了自己的研究而做。Anna 的回答令人动容,"这个手术不是为了你而做,大夫! 你是为了更多的人能够看到而做。"手术当日,Anna 被推进手术室的瞬间,Charlie 的双膝不禁发软,Anna 向 Charlie 报以微笑、问候医生时,Charlie 差点跪倒在地,麻醉实施前 Anna 亲吻 Charlie 的手时,他控制住了自己的情绪,这是为了 Anna 的安全,也是为了自己和其他所有人的安全。Anna 的手术要比 Martin 的手术顺利,手术历时 3 小时,超声乳化时间超过 1 小时,没有发生角膜塌陷。手术过程中 Charlie 感觉到自己在大量出汗、恶心欲吐,一度真想停下手来,最终他坚持了下来。手术结束时,Anna 的眼睛看起来和 Martin 的一样糟糕,与 Martin 不同的是:Anna 的眼睛挺过了最初的 24 小时,随后一天天好了起来。两周后 Charlie 确信 Anna 能够完全康复。

Charlie 向 Hartford 基金会提交了 Anna 的手术录像,获得了追加基金。其后的 6 个月,Charlie 又进行了 4 例盲眼临床实验,所有的患者都顺利地耐受了手术,最后一例手术耗时仅 2 小时。

"遭排斥,遭黑手,险夭折"

就在研究逐渐步入正轨之际,Charlie 受到了以 Mid-Cities 医院 Sirotka 和 Driscoll 医生为首的绝大部分院方董事会成员的指控:Charlie 的手术使得 4 名患者致盲。听证会召开前,没有一个医生承诺会支持 Charlie。Charlie 面临被解雇,超声乳化手术也会就此而夭折。关键时刻,又一个善良的长者挺身而出。Abe Levin 博学而且睿智,已很难看出两天前他刚刚接受过 Charlie 的手术,听证会当天,Levin 当众读出了视标,以一个患者的逻辑作出了陈述、富有哲理:"为病人选择最佳的治疗方案是医生的责任和义务;Kelman 医生有权独立做出选择,而无需向董事会报告;他做出了他和他的病人都认为是最正确的选择!"尽管这是一个暂时的胜利,Charlie 终于可以公开地继续他的研究,当然也要接受最为挑剔的审视,他早已做出了这样的准备。

"边演示,边普及,时有风暴侵及"

Charlie 的事业正式步入正轨,陆续有医生将复杂的白内障病例转诊给他。手术时间已大为缩短,降至一个半小时,其中超声乳化时间仅为 15 分钟左右。小切口白内障超声乳化的热潮正逐步兴起。与此同时,Charlie 已有闲暇时间继续他的音乐梦想,开始每周五下午参加 "Jazzat at Moon" 乐队的演出。

Cavitron 公司与 Charlie 签署了超声乳化仪专利转让协议,1970 年 Kelman-Cavitron 超声乳化仪被正式推向市场。同年,Charlie 举办了第一期超声乳化培训班,手术当天,Charlie 生病高烧,手术演示开始前,Sirotka 来到他面前,当众指责 Charlie 让整个医院蒙羞,并且发誓会将 Charlie 踢出医院,接受培训的医生冷眼旁观。Charlie 保持了足够的清醒和冷静,4 台手术演示异常顺利、近乎完美。接下来,他在病榻上通过麦克风,完成了 3 个小时的手术讲解。培训结束后,观摩的医生对这一手术的态度由最初的怀疑、批评,转而表现出极大的热忱。

就在 Cavitron 公司的超声乳化仪订单逐渐增加之时,意外再次发生。1971 年,工程师 Foxx 提出副总裁的诉求未果,被 Cavitron 公司开除,令人震惊的是:Foxx 隐匿了这一时期所有的技术资料,这意味着一切必须从零做起。接下来的恢复工作交由 Alan McMillen 负责,在加利福尼亚的子公司进行,随后这家子公司先后被转售给 Cooper Vision(Fairport,NY)和 Alcon Laboratories,Inc.(Fort Worth,TX)。

"前途渐平坦,风雨之中,鲜花烂漫"

Charlie 的时代终于到来,"Medical World News"刊登了关于超声乳化的时讯,Frank Fied 在他的 "NBC Show"上做了深度报道,Newsweek 对 Charlie 做了个人专访,Charlie 的照片出现在各大杂志封面…… Hartford 基金再次追加投资,用于该项研究的资金累计超过 900 000 美元。

许多名人、政要接受了 Charlie 的白内障手术治疗,其中包括世界著名的犹太拉比 Jacob Mendelowitz、著 名影星 Hedy Lamarr、男高音歌唱家 Jan Peerce、电台音乐主持人 William B.Williams、拳王 Joe Frazier,甚至以 色列首相 Golda Meir 都曾向 Charlie 咨询过白内障手术。

Mid-Cities 医院传统白内障手术方式遇到了前所未有的冲击。Sirotka 召开董事会制定了新的政策,将 Charlie 的手术量由原来的每周 14 台缩减为 5 台,并规定白内障术后患者必须住院至少 3 天。Charlie 并没 有放慢脚步,他寻找到另外一些医院,如新泽西的 St. Barnabas 医院,继续扩大手术量,为便于往来,他甚至 考取了直升机飞行执照。

从更广的范围讲,Charlie 的手术方式对整个眼科学界构成冲击。当时绝大多数的眼科医生都在使用手 术放大镜进行操作,接受超声乳化手术就意味着他们不仅要放弃沿袭了多年的手术方式,而且还要从头学 习显微手术操作技巧。因此,在超声乳化手术的普及过程中,Charlie 不可避免地受到来自各个方面、甚至整 个眼科学界的抵制。

尽管如此,Charlie 继续着超声乳化手术巡回演讲。几乎在每一次演讲过程中,Charlie 都会遭遇充 满敌意的听众,承受讥笑和挑战。最严峻的一次发生在休斯顿举办的泛美眼科协会(the Pan American Society of Ophthalmology)会议上,当 Charlie 演讲结束后,在世界范围内拥有极高威望的、年近 75 岁的 Sergi Amandoresca 教授走上讲台,指着 Charlie 的鼻子,公然发表了侮辱人格的评论:"Kelman 毫无医德可言,他应 该是出现在酒吧里的小混混,而绝不应该出现在医学讲坛上。"多年的舞台经验使 Charlie 保持了足够的冷 静,他机智应对,给予有力的反击,随后赢得了越来越多的支持者与追随者。

Charlie 成立了以他父亲名字命名的 David J. Kelman 研究和教育基金,以资助举办各类培训活动。1969 年 Charlie 受邀在东京举办的日本眼科年会(the Japanese Ophthalmology Society)做了关于超声乳化手术的重 要演讲,1971 年伦敦的 Eric Arnott 医生获得 75000 美金的捐赠购入了超声乳化仪,同年,前苏联费尽周折也 拥有了这一设备,白内障超声乳化手术日益国际化。

"另一场战役"

1973 年,美国眼科学会(American Academy of Ophthalmology,简称 AAO)通知 Charlie 将组织专门委员 会对超声乳化手术与传统囊内摘除手术的有效性进行对比研究,这项研究由 Charlie 的宿敌 John Driscoll. 主持,以问卷调查形式举行,最终得出结论是:超声乳化手术的有效性远远低于传统手术方式。

面对这样不公正的结论,在 Charlie 和他的支持者的坚持下,AAO 同意重新进行调查,聘请 Troutman 作 为学术委员会主席,由哥伦比亚大学数理统计室主任 Gus Gramus 进行独立统计分析,并密切监督 Driscoll 的调查数据的可靠性,再次调查的结论是:白内障超声乳化手术与其他白内障手术方式同样有效。

1974 年,Charlie 向在拉斯维加斯举行的 AAO 年会宣读了论文,众多著名的眼科医生在大会发言中报 告超声乳化手术的效果、优点及存在的问题,这是第一次表明已有为数众多的医生接受了这一手术,关于小 切口超声乳化手术方式的质疑最终平息。

"最后的决战"

就在 Charlie 为 5 个月后即将在 Carnegie Hall 举办的慈善演出紧张准备的时候,超声乳化反对者们抛 出了"最后一张王牌",他们迫使食品及药品管理局(Food and Drug Administration,简称 FDA)将超声乳化手 术归类为"实验性"手术,这就意味着这类手术不能得到医疗保险的任何补偿和支持,这就意味着全球上千 家医院、上千名医生要被迫放弃这一手术方式。任何人都不能阻止历史的车轮向前,必须反击!来自社会 各阶层的人热切期待着接受超声乳化手术,期待着术后能够立即恢复他们正常的生活,投入他们繁忙的工 作。现在的 Charlie 再也不是孤立无援,在成百上千的医生、成千上万的病人,以及他们的朋友们的呼吁下, 在华盛顿一家大型法律机构的努力下,仅仅 2 个月后,FDA 就取消了这一规定。Charlie 和他的支持者们以及受益于这一手术的人们取得了最终的胜利。

"儿时梦再唤起，重返舞台"

在医学探索的道路上，艰难前行的 Charlie 从未放弃过音乐梦想。1975 年，Charlie 在 Carnegie Hall 与 Lanny Myer、Jan Peece、Lionel Hampton 同台举办慈善演出，取得了空前的成功。在 Carnegie Hall 慈善演出之前，Charlie 参加了 Johnny Carson 主持的 "Tonight" 脱口秀节目，1981 年参与重排百老汇音乐剧《康康舞（Can-Can）》，1998 年参与重排《音乐之声》，由哥伦比亚唱片公司发行的唱片 "Moonlight Serenade"、"the Right Pair of Shoes" 中许多管弦乐曲部分由 Charlie 演奏。白天的 Kelman 医生，入夜后的 Kerry Adams，通过这一系列的演艺活动 Charlie 终于实现了儿时的音乐明星梦。

"从未停歇的脚步"

Charlie 1975 年开始投入人工晶状体（IOL）的研究。他设计的人工晶状体销售额至少达 3 亿 4 千万美元，是迄今世界上最成功的人工晶状体设计师。他还和 Alston Callahan 一起于 1997 年创立了著名的国际视网膜研究基金会（The International Retinal Research Foundation，简称 IRRF）。晚年他还主持了一些新的研究项目，包括人工血管、人工角膜以及保留患者正常调节能力的白内障磁性摘除和囊袋再手术等。

2004 年，Charlie 在美国佛罗里达 Boca Raton 因肺癌过世，享年 74 岁。在他的一生中可谓硕果累累，他拥有 100 多项专利，获得了众多的荣誉和奖章，如：美国眼科学会"杰出成就奖"（1979 年），他发表了 1985 年著名的 "ASCRS 创新演讲"，随后（2003 年）这一讲座以他的名字冠名，ASCRS 授予他 Binkhorst 奖章（1989 年），他还获得国际眼科理事会 Ridley 奖章（1990 年），纽约专利贸易版权联合会年度发明家奖（1992 年），George H.W. Bush 总统授予 kelman 医生国家科学技术奖（1992 年 6 月），1994 年在蒙特利尔举办的白内障和屈光手术大会上，Kelman 医生被授予"世纪眼科大师（Ophthalmologist of the Century）"称号，1995 年到 1997 年间，他担任 ASCRS 主席，2003 年 Kelman 被授予美国眼科最高奖项—桂冠奖（the Laureate Recognition），为纪念他在小切口超声乳化手术方面的杰出贡献，2004 年 Kelman 医生获得拉斯克奖（Lasker Award），这一奖项相当于美国的诺贝尔奖，是第一次破例授予已故的科学家。他曾担任纽约医学院临床教授，New York Eye and Ear Infirmary 和 Manhattan Eye，Ear and Throat Hospital 的主诊医师，以及世界各地多家眼科机构的顾问。

正如 Charlie 所言：也许他拥有在发明、医学和音乐方面的天赋，然而敢于直面困难，甚至打击，始终坚持不懈、勇往直前才是他取得成功的最根本的原因，这也是通往成功道路上的法宝。大师的传奇一生、超声乳化发明的曲折历程，值得我们每个人深深思索，他留给我们的启示将有助于我们学习、掌握乃至推进这一技术的进步，创造出更为光明的世界。

（肖扬　高敏）

参 考 文 献

第一章

1. 何守志. 晶状体病学. 北京：人民卫生出版社, 2004.

2. Packer M, Fishkind WJ, Fine IH, et al. The physics of phaco: a review. J Cataract Refract Surg, 2005, 31 (2): 424-431.

3. Payne M, Georgescu D, Waite AN, et al. Phacoemulsification tip vacuum pressure: Comparison of 4 devices. J Cataract Refract Surg, 2006, 32 (8): 1374-1377.

4. Cavallini GM, Campi L, Masini C, et al. Bimanual microphacoemulsification versus coaxial miniphacoemulsification: prospective study. J Cataract Refract Surg, 2007, 33 (3): 387-392.

5. Antao SF, Kasaby H. Increased cutting efficiency in phacoemulsification with Sovereign WhiteStar ICE technology. J Cataract Refract Surg, 2008, 34 (1): 173-4. doi: 10.1016/j.jcrs.2007.08.038.

6. Georgescu D, Kuo AF, Kinard KI, et al. A fluidics comparison of Alcon Infiniti, Bausch & Lomb Stellaris, and Advanced Medical Optics Signature phacoemulsification machines. Am J Ophthalmol, 2008, 145 (6): 1014-1017. doi: 10.1016/j.ajo.2008.01.024.Epub 2008 Mar 17.

7. Zacharias J. Role of cavitation in the phacoemulsification process. J Cataract Refract Surg, 2008, 34 (5): 846-852. doi: 10.1016/j.jcrs.2008.01.013.

8. Han YK, Miller KM. Comparison of vacuum rise time, vacuum limit accuracy, and occlusion break surge of 3 new phacoemulsification systems. J Cataract Refract Surg, 2009, 35 (8): 1424-1429. doi: 10.1016/j.jcrs.2009.03.041.

9. 姚克. 微小切口白内障手术学. 北京：北京科学技术出版社, 2012.

10. Roger F Steinert. 白内障手术学. 第3版.（美). 刘奕志, 译. 北京：人民军医出版社, 2012.

11. Ryoo NK, Kwon JW, Wee WR, et al. Thermal imaging comparison of Signature, Infiniti, and Stellaris phacoemulsification systems. BMC Ophthalmol, 2013, 13: 53. doi: 10.1186/1471-2415-13-53.

第二章

1. Kelman CD. Phacoemulsification and aspiration-a new technique of cataract removal. A Preliminary report. Am J Ophthalmol, 1967, 64: 23-35.

2. Hiles DA, HF. Results of the first year's experience with phacoemulsification. Am J Ophthalmol, 1973, 75: 473-477.

3. JS HFK. Experiences with phacoemulsification. Trans Pa Acad Ophthalmol Otolaryngol, 1973, 26: 126-130.

4. Troutman R. Preliminary report of the committee on phacoemulsification. Trans Am Acad Ophthalmol Otolaryngol, 1974, 75: 41-42.

5. Benolken RM, EJ, Landis DJ. Temperature profiles in the anterior chamber during phacoemulsification. Invest Ophthalmol, 1974, 13: 71-74.

6. Dayton GO, HC. Complications of phacoemulsification. Can J Ophthalmol, 1975, 10: 61-68.

7. OR K. Phacoemulsification visual results and complications: reports of 800 cases. Ophthalmic Surg, 1976, 8: 94-97.

8. JM E. Phacoemulsification-cataract surgery of the future. Int Ophthalmol Clin, 1978, 18: 155-170.

9. RP K. Intracapsular versus extracapsular cataract extraction for intraocular lens implantation. Int Ophthalmol Clin, 1979, 19: 179-194.

10. C E. Phacoemulsification. Can J Ophthalmol, 1979, 14: 1-2.

11. Knolle GE, JJ, Spears WD. Discussion of presentation by Dr. Gilbert W. Cleasby. Ophthalmology, 1979, 86: 1975-1979.

12. Cleasby GW. The advantages and disadvantages of Kelman phacoemulsification (KPE). Ophthalmology, 1979, 86(11): 1973-1979.

13. Sinskey RM, CW. The posterior capsule and phacoemulsification. Am Intraocular Implant Sco J, 1978, 4: 206-207.

14. JH L. Outline of phacoemulsification for the ophthalmic surgeon. 2nd ed. Oklahoma City: Samco Color Press, 1975.

15. Kratz RP, CD. Kelman phacoemulsification in the posterior chamber. Ophthalmology, 1979, 86: 1983-1984.

16. Kratz RP, MT, Davidson B, et al. The shearing intraocular lens: a report of 1000 cases. Am Intraocular Implant Soc J, 1981, 7: 55-57.

17. Maloney WF, GL. Textbook of phacoemulsification 1990: Fallbrook, CA: Lasenda Publishers.

18. Colvard DM, et al. Clinical evaluation of the Terry surgical keratometer. J Am Intraocul Implant Soc, 1980, 6(3): 249-251.

19. Girard LJ, HR. Scleral tunnel to prevent induced astigmatism. Am J ophthalmol, 1984, 97: 450-456.

20. Maloney WF, GL. in Textbook of Phacoemulsification. Lasenda Publishers: Fallbrook, CA, 1988: 31.

21. MS M. Surgeon undertakes phaco, foldable IOL series sans sutures. Ocular Surgery News, 1990: 8.

22. PH E. Presentation at the Department of Ophthalmology. February 28, 1990. Wayne State University School of Medicine, Detroit, MI.

23. Harms H, MG. Intracapsular extraction with a corneal incision using the Graefe knife// Blodi FL (ed). Ocular Surgery Under the Microscope. Georg Thieme Verlag: Stuttgart, Germany, 1967: 144-153.

24. Paton D, TR, Ryan S. Present trends in incision and closure of the cataract wound. Highlights of Ophthalmology, 1973, 14(3): 176.

25. EJ A. Intraocular Implants. Transactions of the Ophthalmological Society of the United Kingdom, 1981, 101: 58-60.

26. A G. La Technique de l'Enveloppe. Liege, Belgium: Pierre Mardaga publisher, 1988.

27. R S. Personal communication, December 3, 1992.

28. IH F. Corneal tunnel incision with a temporal approach//Fine IH, Fichman RA, Grabow HB (eds). Clear-Corneal Cataract Surgery & Topical Anesthesia, Thorofare, NJ, Slack, Inc, 1993: 5-26.

29. Brown DC, FI, Gills JP, et al. The Future of Foldables. in Panel discussion at the 1992 annual meeting of the American Society of Cataract and Refractive Surgery. Ocular Surgery News August 15 (supplement) 1992.

30. Fine IH, FR, Grabow HB. Clear-Corneal Cataract Surgery & Topical Anesthesia. Thorofare, NJ, Slack, Inc., 1993.

31. ES R. Clear corneal incisions: a good option for cataract patients. A Roundtable Discussion. Ocular Surgery News February 1, 1998.

32. Park HJ, KY, Weitzman M, Caprioli J. Temporal corneal phacoemulsification in patients with filtered glaucoma. Arch Ophthalmol, 1997, 115: 1375-1380.

33. IH F. Self-sealing corneal tunnel incision for small-incision cataract surgery. Ocular Surgery News May 1, 1992.

34. CH W. Cataract Keratotomy Surgery//Fine IH, Fichman RA, Grabow HB (eds). Clear-Corneal Cataract Surgery & Topical Anesthesia. Thorofare, NJ, Slack, Inc., 1993: 87.

35. DW L. Architectural design of a self-sealing corneal tunnel, single-hinge incision. J Cataract Refract Surg, 1994, 20: 84-88.

36. Gills JP, GJ. Reducing pre-existing astigmatism//Gills JP (ed). Cataract Surgery: The State of the Art. Thorofare, NJ, Slack, Inc, 1998: 53-66.

37. L N. Refining astigmatic keratotomy during cataract surgery. Ocular Surgery News, April 15, 1993.

38. IH F. Special Report to ASCRS Members: Phacoemulsification Incision Burns. Letter to American Society of Cataract and Refractive Surgery members, 1997.

39. Lugossy C. Cataract operations with alpha-chymotrypsin and erysiphake: preliminary report. Acta Ophthalmol (Copenh), 1960, 38: 16-18.

40. Wasserman D, et al. Anterior capsular tears and loop fixation of posterior chamber intraocular lenses. Ophthalmology, 1991, 98 (4): 425-431.

41. HV G. Capsulotomy method eases in-the-bag PCL. Ocular Surg News, 1985, 3 (13): 2-3.

42. HV G. The history of the capsulorhexis technique. Cataract Refract Surg Today, 2007, 7: 39-41.

43. Neuhann T. Theory and surgical technic of capsulorhexis. Klin Monbl Augenheilkd, 1987, 190 (6): 542-545.

44. Gimbel HV, T Neuhann. Development, advantages, and methods of the continuous circular capsulorhexis technique. J Cataract Refract Surg, 1990, 16 (1): 31-37.

45. Gimbel HV, NT. Continuous curvilinear capsulorhexis. J Cataract Refract Surg Today, 1991, 17 (1): 110-111.

46. Horiguchi M, et al. Staining of the lens capsule for circular continuous capsulorrhexis in eyes with white cataract. Arch Ophthalmol, 1998, 116 (4): 535-537.

47. Melles GR, et al. Trypan blue capsule staining to visualize the capsulorhexis in cataract surgery. J Cataract Refract Surg, 1999, 25 (1): 7-9.

48. Melles GR, et al. [Staining the lens capsule with trypan blue for visualizing capsulorhexis in surgery of mature cataracts]. Klin Monbl Augenheilkd, 1999, 215 (6): 342-344.

49. Faust KJ. Hydrodissection of soft nuclei. J Am Intraocul Implant Soc, 1984, 10 (1): 75-77.

50. Davison JA. Bimodal capsular bag phacoemulsification: A serial cutting and suction ultrasonic nuclear dissection technique. J Cataract Refract Surg, 1989, 15: 272-282.

51. Gimbel HV. Divide and conquer nucleofractis phacoemulsification: development and variations. J Cataract Refract Surg, 1991, 17 (3): 281-291.

52. IH F. The chip and flip phacoemulsification technique. 1991, 17: 366-371.

53. IH F. Cortical cleaving hydrodissection. J Cataract Refract Surg, 1992, 18: 508-512.

54. A A. Understanding hydrodelineation: The term and related procedures. Ocular Surg News, 1991, 9: 134-137.

55. C K. personal communication, 1985.

56. Gimbel HV. Down slope sculpting. J Cataract Refract Surg, 1992, 18 (6): 614-618.

57. Gimbel HV. Evolving techniques of cataract surgery: Continuous Curvilinear Capsulorhexis, down-slope sculpting, and nucleofractis. Semin Ophthalmol, 1992, 7 (4): 193-207.

58. Shepherd JR. In situ fracture. J Cataract Refract Surg, 1990, 16 (4): 436-440.

59. Davison JA. Hybrid nuclear dissection technique for capsular bag phacoemulsification. J Cataract Refract Surg, 1990, 16 (4): 441-450.

60. Fine IH. The chip and flip phacoemulsification technique. J Cataract Refract Surg, 1991, 17 (3): 366-371.

61. Maloney WF, DD, Maloney WF, Dillman D. Fractional 2:4 phaco//Koch P, Davison J, editors. Phacoemulsification techniques. Thorofare, NJ: Slack Inc, 1991: 241-255.

62. Nagahara K. Phaco chop. The international Congress on Cataract, IOL, and Refractive Surgery, 1993; Seattle.

63. DF C. Phaco chop techniques—comparing horizontal vs vertical chop. Highlights Ophthalmol, 2004, 32 (4): 14-17.

64. IH F. The choo-choo chop and flip phacoemulsification technique. Operative Tech Cataract Refract Surg, 1998, 1: 61-65.

65. Koch PS, LE Katzen. Stop and chop phacoemulsification. J Cataract Refract Surg, 1994, 20 (5): 566-570.

66. Sunita Agarwal, AA, Amar Agarwal. PHACOEMULSIFICATION. Gopsons Papers Ltd. 2004, 1.

67. J D. Null-phaco chop. Rev Ophthalmol, 1999, 6 (supp): 10A-11.

68. Akahoshi T. The karate prechop technique. Cataract Refract Surg Today, 2002: 63-64.

69. SS B. Nucleus prechopping as an aid to small incision cataract surgery. J Bombay Ophthalmol Assoc, 2005, 14(2):

11-14.

70. Bhatti SS. Description of surgical technique: the Bhatti modification for small-incision cataract surgery of the Akahoshi prechop technique. Indian J Ophthalmol, 2009, 57 (1): 31-33.

71. Trikha S, et al. The journey to femtosecond laser-assisted cataract surgery: new beginnings or a false dawn? Eye (Lond), 2013, 27 (4): 461-473.

72. Nagy ZZ. Advanced technology IOLs in cataract surgery: pearls for successful femtosecond cataract surgery. Int Ophthalmol Clin, 2012, 52 (2): 103-114.

第三章

1. Nagahara K. Phaco chop//The International Congress on Cataract, IOL, and Refractive Surgery. Seattle, 1993.

2. Koch PS, Katzen LE. Stop and chop phacoemulsification. Journal of cataract and refractive surgery, 1994, 20 (5): 566-570.

3. PFEIFER V. Phaco chop versus phaco crack. V: Final program for the ASCRS symposium on cataract, IOL and refractive surgery, ASOA congress on ophthalmic practice management : clinical and surgical staff program. 1999 (April): 10-14.

4. Fukasaku H. The snap and split phacoemulsification technique. Techniques in Ophthalmology, 2004 (2): 135-136.

5. Nichamin LD. Phaco quick-chop. Cataract Refract Surg Today, 2002, 2 (4): 42-43.

6. Dodick J. Null-phaco chop. Rev Ophthalmol, 1999, 6 (Supp): 10A-11.

7. Alió JL KP, El Kady B. Microincisional cataract surgery (MICS). Mastering the Techniques of Advanced Phaco Surgery. New Delhi, India: Jaypee Ltd, 2008.

8. Akahoshi T. Phaco prechop: manual nucleofracture prior to phacoemulsification. Operative Tech Cataract Refract Surg, 1998, 1 (1): 69-91.

9. Akahoshi T. Phaco Prechop: Mechanical Nucleofracture Prior to Phacoemulsification. The Frontier of Ophthalmology in the 21st Century Tianjin, China: Tianjin Science and Technology Press, 2001: 288-322.

10. Akahoshi T. The karate prechop technique. Cataract and Refractive Surg Today, 2002, 2: 63-64.

11. Viteri E. V-prechop: una tecnica simplificada ymas segura para la cirugia de catarata// Ocular Surgery News Latin America Edition. vol. Diciembre 1; 2004.

12. Bhatti SS. Nucleus prechopping as an aid to small incision cataract surgery. J Bombay Ophthalmol Assoc, 2011, 14 (2): 11-14.

13. Bhatti SS. Description of surgical technique: the Bhatti modification for small-incision cataract surgery of the Akahoshi prechop technique. Indian J Ophthalmol, 2009, 57 (1): 31-33.

14. Berger A, Contin IN, Nicoletti G, et al. Middle prechop: Fracturing the middle portion of the nucleus. Journal of cataract and refractive surgery, 2012, 38 (4): 564-567.

15. He L, Sheehy K, Culbertson W. Femtosecond laser-assisted cataract surgery. Curr Opin Ophthalmol, 2011, 22(1): 43-52.

16. Moshirfar M, Churgin DS, Hsu M. Femtosecond laser-assisted cataract surgery: a current review. Middle East Afr J Ophthalmol, 2011, 18 (4): 285-291.

17. Henriques JS, Alio JL, Akahoshi T, et al. Prechopping Surgical Techniques. Techniques in Ophthalmology, 2009, 7 (4): 139-145.

18. Malavazzi GR, Nery RG. Visco-fracture technique for soft lens cataract removal. Journal of Cataract & Refractive Surgery, 2011, 37 (1): 11-12.

第五章　第一、二节

1. Olsen T. Sources of error in intraocular lens power calculation. J C ataract Refract Surg, 1992, 18: 125-129.

2. Eibschitz-Tsimhoni M, Tsimhoni O, Archer SM, et al. Effect of axial length and keratometry measurement error on intraocular lens implant power prediction formulas in pediatric patients. JAAPOS, 2008, 12: 173-176.

3. Binkhorst RD. The optical design of intraocular lens implants. Ophthalmic Surg,1975,6:17-31.

4. Sanders D,Retzlaff J,Kraff M,et al. Comparison of the accuracy of the Binkhorst,Colenbrander,and SRK implant power prediction formulas. J Am Intraocul Implant Soc,1981,7:337-340.

5. Retzlaff J. A new intraocular lens calculation formula. J Am Intraocul Implant Soc,1980,6:148-152.

6. Sanders DR,Retzlaff J,Kraff MC. Comparison of the SRK II formula and other second generation formulas. J Cataract Refract Surg,1988,14:136-141.

7. Sanders DR,Retzlaff JA,Kraff MC,et al. Comparison of the SRK/T formula and other theoretical and regression formulas. J Cataract Refract Surg,1990,16:341-346.

8. Holladay JT,Prager TC,Chandler TY,et al. A three-part system for refining intraocular lens power calculations. J Cataract Refract Surg,1988,14:17-24.

9. Hoffer KJ. The Hoffer Q formula:a comparison of theoretic and regression formulas. J Cataract Refract Surg,1993,19:700-712.

10. Haigis W,Lege B,Miller N,et al. Comparison of immersion ultrasound biometry and partial coherence interferometry for intraocular lens calculation according to Haigis. Graefes Arch Clin Exp Ophthalmol,2000,238:765-773.

11. Hoffer KJ. Clinical results using the Holladay 2 intraocular lens power formula. J Cataract Refract Surg,2000,26:1233-1237.

12. Binkhorst RD. Intraocular Lens Power Calculation Manual-A Guide to the Author's TI-58/51 IOL Power Module.2nd ed. New York:Richard D. Binkhorst,1981.

13. Holladay JT. Holladay IOL Consultant Computer Program.Houston,TX,Holladay IOL Consultant,1996.

第五章　第三节

1. Holladay JT,Prager TC,Ruiz RS,et al. Improving the predictability of intraocular lens power calculations. Arch Ophthalmol,1986,104:539-541.

2. Koch DD,Liu JF,Hyde LL,et al. Refractive complications of cataract surgery after radial keratotomy. Am J Ophthalmol,1989,108:676-682.

3. Masket S,Masket SE. Simple regression formula for intraocular lens power adjustment in eyes requiring cataract surgery after excimer laser photoablation. J Cataract Refract Surg,2006,32:430-434.

4. Feiz V,Mannis MJ,Garcia-Ferrer F,et al. Intraocular lens power calculation after laser in situ keratomileusis for myopia and hyperopia:a standardized approach. Cornea,2001,20:792-797.

5. Zeh WG,Koch DD. Comparison of contact lens overrefraction and standard keratometry for measuring corneal curvature in eyes with lenticular opacity. J Cataract Refract Surg,1999,25:898-903.

6. Haigis W. Intraocular lens calculation after refractive surgery for myopia:Haigis-L formula. J Cataract Refract Surg,2008,34:1658-1663.

7. Holladay JT. Comment in Consultations in refractive surgery. Refract Corneal Surg,1989,5:203.

8. Hoffer/ Savini tool. Available at:www.eyelab.com.

9. ASCRS Post-refractive surgery IOL calculator. Available at:www.ascrs.org.

10. Biometry calculation post refractive surgery. Available at:www.apacrs.org.

11. Borasio E,Stevens J,Smith GT. Estimation of true corneal power after keratorefractive surgery in eyes requiring cataract surgery:BESSt formula. J Cataract Refract Surg,2006,32:2004-2014.

12. Aramberri J. Intraocular lens power calculation after corneal refractive surgery:double-K method. J Cataract Refract Surg,2003,29:2063-2068.

13. Douglas D,Koch,Li Wang. IOL calculations following keratorefractive suergery//Refractive lens surgery.Berlin Heidelberg:Speringer,2005:39-46.

第六章

1. Dodick J. Null-phaco chop. Rev Ophthalmol,1999,6(Supp):10A-11.

2. Henriques JS, Alio JL, Akahoshi T, et al. Prechopping surgical techniques. Techniques in Ophthalmology, 2009, 7:139-145.

3. Pereira AC, Porfirio F, Jr., Freitas LL, et al. Ultrasound energy and endothelial cell loss with stop-and-chop and nuclear preslice phacoemulsification. Journal of cataract and refractive surgery, 2006, 32:1661-1666.

4. Akahoshi T. Phaco prechop: Manual nucleofracture prior to phacoemulsification. Operative Tech Cataract Refract Surg, 1998, 1:69-91.

5. Akahoshi T. The karate prechop technique. Cataract and Refractive Surg Today, 2002:63-64.

6. Bhatti SS. Description of surgical technique: The bhatti modification for small-incision cataract surgery of the akahoshi prechop technique. Indian J Ophthalmol, 2009, 57:31-33.

7. Berger A, Contin IN, Nicoletti G, et al. Middle prechop: Fracturing the middle portion of the nucleus. Journal of Cataract and Refractive Surgery, 2012, 38:564-567.

8. Escaf LJ, Rojas V, Cortez MA, et al. Ultraphaco and ultraqual techniques using a new ultrasonic chopper (ultrachopper). Techniques in Ophthalmology, 2007, 5:131-135.

9. Nagy ZZ. Advanced technology iols in cataract surgery: Pearls for successful femtosecond cataract surgery. International ophthalmology clinics, 2012, 52:103-114.

10. Nagy Z, Takacs A, Filkorn T, et al. Initial clinical evaluation of an intraocular femtosecond laser in cataract surgery. Journal of Refractive Surgery, 2009, 25:1053-1060.

11. Ecsedy M, Mihaltz K, Kovacs I, et al. Effect of femtosecond laser cataract surgery on the macula. Journal of Refractive Surgery, 2011, 27:717-722.

12. Nagy ZZ, Ecsedy M, Kovacs I, et al. Macular morphology assessed by optical coherence tomography image segmentation after femtosecond laser-assisted and standard cataract surgery. Journal of Cataract and Refractive Surgery, 2012, 38:941-946.

13. Costello MJ, Mohamed A, Gilliland KO, et al. Ultrastructural analysis of the human lens fiber cell remodeling zone and the initiation of cellular compaction. Experimental Eye Research, 2013, 116:411-418.

14. Taylor VL, al-Ghoul KJ, Lane CW, et al. Morphology of the normal human lens. Investigative ophthalmology & visual science, 1996, 37:1396-1410.

第七章　第一节

1. Bulluck JD, Ballal DR, Johnson DA, et al. Ocular and orbital trauma from water balloon slingshots. A clinical, epidemiological, and experimental study. Ophthalmology, 1997, 104:878-887.

2. Adlina AR, Chong YJ, Shatriah I. Clinical profile and visual outcome of traumatic paediatric cataract in suburban Malaysia: a ten-year experience. Singapore Med J, 2014, 55(5):253-256.

3. Kleinmann G, Zaugg B, Apple DJ, et al. Pediatric cataract surgery with hydrophilic acrylic intraocular lens. J AAPOS, 2013, 17(4):367-370.

4. Khokhar S, Gupta S, Yogi R, et al. Epidemiology and intermediate-term outcomes of open-and closed-globe injuries in traumatic childhood cataract. Eur J Ophthalmol, 2014, 24(1):124-130.

5. McDermott ML, Shin DH. Hughes BH, et al. Anterior segment trauma and air bags. Arch Ophthalmol, 1995, 113:1567-1568.

6. Angra SK, Vajpayee RB, Titiyal JS, et al. Types of posterior capsular breaks and their implications. Opthalmic Surg, 1991, 22:388-391.

7. Netland KE, Maninez J, LaCour 3rd OJ, et al. Traumatic anterior lens dislocation: a case report. J Emerg Mcd, 2000, 19:73-74.

8. Sathish S, Chakrabarti A, Prajna V. Traumatic subconjunctival dislocation of the crystalline lens and its surgical management. Ophthalmic Surg Lasers, 1999, 30:684-686.

9. Boorstein JM, Titelbaum DS, Patel Y, et al. CT diagnosis of unsuspected traumatic cataract in patients with complicated eye injuries: significance of attenuation value of the lens. Am J Roentgenol, 1995, 164:181-184.

10. Rubsanen PE, Irvine WD, McCuen BW, et al. Primary intraocular lens implantation in the setting of penetrating

ocular trauma. Ophthalmology, 1995, 102:101-107.

11. Jonas JB, Budde WM. Early versus late removal of retained intraocular foreign bodies. Retina, 1999, 19:193-197.

12. Speaker MG, Guerriero PN, Met JA, et al. A case controlled study of risk factors for intraoperative suprachoroidal expulsive hemorrhage. Ophthalmology, 1991, 98:202-209.

13. Arshinoff SA. Dispersive-cohesive viscoelastic soft shell technique. J Cataract Refract Surg, 1999, 25:167-173.

14. Osher RH, Cionni RJ. The tom posterior capsule:its intraoperative behavior, surgical management. and long-term consequences. J Cataract Refract Surg, 1990, 16:490-494.

15. Krag S, Thim K, Corydon L, et al. Biomechanical aspects of the anterior capsulotomy. J Cataract Refract Surg, 1994, 20:410-416.

16. F-cnzl R. Avoiding the complication cascade//Gills JP, editor. Cataract surgery:the state of the art. Thorofare, NJ:Slack, Inc, 1998:130-131.

17. Melles GR, dcWaard PW, Pamcyer JH, et al. Trypan blue capsule staining to visualize capsulorrhexis in cataract surgery. J Cataract Refract Surg, 1999, 25:7-9.

18. Horiguchi M, Miyake K, Ohta Y, et al. Staining of the lens capsule for continuous circular capsulorrhexis in eyes with white cataract. Arch Ophthalmol, 1998, 116:535-537.

19. Newsom TH, Oetting TA. Indocyanine green staining in traumatic cataract. J Cataract Refract Surg, 2000, 26:1691-1693.

20. Cionni RJ, Osher RH, Solomon K. The Cionni ring. Vid J Cataract Refract Surg, 1998, 14.

21. Hasanee K, Butler M, Ahmed II. Capsular tension rings and related devices:current concepts. Curr Opin Ophthalmol, 2006, 17:31-41.

22. Camponella PCJ, Aminlari A, DeMaio R. Traumatic Cataract and Weigert's ligament. Ophthalmic Surgery and Lasers J, 997, 28:422-423.

23. Yasukawa T, Kita M, Honda Y. Traumatic cataract with a ruptured posterior capsule from a nonpenetrating ocular injury. J Cataract Refract Surg, 1998, 24:868-869.

24. Eller AW, Barad RF. Miyake analysis of anterior vitrectomy techniques. J Cataract Refract Surg, 1996, 22:213-217.

25. Khawly JA, Lambert RJ, Jaffe GJ. Intraocular lens changes after short- and long-term exposure to intraocular silicone oil. An in vivo study. Ophthalmology, 1998, 105:1227-1233.

26. Sawada T, Kimura W, Kimura T, et al. Long-term follow-up of primary anterior chamber intraocular lens implantation. J Cataract Refract Surg, 1998, 24:1515-1520.

27. Dick B, Schwenn O, Stoffelns B, et al. Late dislocation of a plate haptic silicone lens into the vitreous body after Nd-YAG capsulotomy. A case report. Ophthalmologe, 1998, 95:181-185.

28. Churchill AJ, Noble BA, Etchells DE, et al. Factors affecting visual outcome following uniocular traumatic cataract. Eye, 1995, 9:285-291.

29. Osher RH, Snyder ME, Cionni RJ. Modification of the Siepser slip-knot technique. J Cataract Refract Surg, 2005, 31:1098-1100.

30. McCannel M. A retrievable suture idea for anterior uveal problems. Ophthalmic Surg, 1976, 7:98-103.

31. Wachler BB, Krueger RR. Double-armed McCannel suture for repair of traumatic iridodialysis. Am J Ophthalmol, 1996, 122:109-110.

32. Kaufman SC, Insler MS. Surgical repair of traumatic iridodialysis. Ophthalmic Surg and Lasers, 1996, 27:963-966.

33. Osher RH. Consultation section. J Cataract Refract Surg, 1994, 20:665-669.

34. Ogawa GS. The iris cerclage suture for permanent mydriasis:a running suture technique. Ophthalmic Surg Lasers, 1998, 29:1001-1009.

第七章　第二节

1. 李凤鸣.中华眼科学.北京:人民卫生出版社,2004:1458.

2. Comer RM,Abdulla N,O'Keefe M.Radiofrequency diathermy capsulorhexis of the anterior and posterior capsules in pediatric cataract surgery:preliminary results.J Cataract Refract Surg,1997,23(Suppl 1):641-644.

3. Hardwig PW,Erie JC,Buettner H.Preventing recurrent opacification of the visual pathway after pediatric cataract surgery.J AAPOS,2004,8:560-565.

4. Chee KY,Lam GC.Management of congenital cataract in children younger than 1 year using a 25-gauge vitrectomy system.J Cataract Refract Surg,2009,35:720-724.

5. Shah SK,Vasavada V,Praveen MR,et al.Triamcinolone-assisted vitrectomy in pediatric cataract surgery.J Cataract Refract Surg,2009,35:230-232.

6. Faramarzi A,Javadi MA.Comparison of 2 techniques of intraocular lens implantation in pediatric cataract surgery. J Cataract Refract Surg,2009,35:1040-1045.

7. Praveen MR,Shah SK,Vasavada VA,et al.Triamcinolone-assisted vitrectomy in pediatric cataract surgery: intraoperative effectiveness and postoperative outcome.J AAPOS,2010,14:340-344.

8. Tassignon MJ,Gobin L,De Veuster I,et al.Advantages of the bag-in-the-lens intraocular lens in pediatric cataract surgery.J Fr Ophtalmol,2009,32:481-487.

9. Lu Y,Ji YH,Luo Y,et al.Visual results and complications of primary intraocular lens implantation in infants aged 6 to 12 months.Graefes Arch Clin Exp Ophthalmol,2010,248:681-686.

10. Zetterström C,Kugelberg M. Paediatric cataract surgery.Acta Ophthalmol Scand,2007,85:698-710.

11. Astle WF,Alewenah O,Ingram AD,et al.Surgical outcomes of primary foldable intraocular lens implantation in children:understanding posterior opacification and the absence of glaucoma.J Cataract Refract Surg,2009,35: 1216-1222.

12. Enyedi LB,Peterseim MW,Freedman SF,et al.Refractive changes after pediatric intraocular lens implantation. Am J Ophthalmol,1998,126:772-781.

13. Boisvert C,Beverly DT,McClatchey SK.Theoretical strategy for choosing piggyback intraocular lens powers in young children.J AAPOS,2009,13:555-557.

14. Mak ST,Wong AC. Prediction error and myopic shift after intraocular lens implantation(IOL) in paediatric cataract patients. Br J Ophthalmol,2012,96(2):305-306.

15. Kugelberg M,Kugelberg U,Bobrova N,et al.Implantation of single-piece foldable acrylic IOLs in small children in the Ukaine.Acta Ophthalmol Scand,2006,84:380-383.

16. Beauchamp CL,Stager DR Jr,Wealkley DR Jr,et al.Surgical findings with the tinted Acrys of intraocular lens in children.J AAPOS,2007,11:166-169.

第七章　第四节

1. Melberg NS,Thomas MA. Nuclear sclerotic cataract after vitrectomy in patients younger than 50 years of age. Ophthalmology,1995,102:1466-1477.

2. Federman JL,Schubert HD. Complications associated with the use of silicone oil in 150 eyes after retina-vitreous surgery. Ophthalmology,1988,95:870-876.

3. Larkin GB,Flaxel CJ,Leaver DK,et al. Phacoemulsification and silocone oil removal through a single corneal incision. Ophthalmology,1998,105:2023-2027.

4. Jaffe GJ,Burton TC,Kuhn E,et al. Progression of nonproliferative diabetic retinopathy and visual outcome after extracapsular cataract extraction and intraocular lens implantation. Am J Ophthalmol,1992,114:448-456.

5. 陶勇,姜燕荣,黎晓新,等.增殖型糖尿病视网膜病变玻璃体手术与虹膜红变发生的关系,中华糖尿病杂志,2005,13(5):332-334.

6. 李明武,黎晓新,姜燕荣,等,晶状体手术对增生性糖尿病视网膜病变患者玻璃体切割术后虹膜新生血管形成的影响,眼科研究,2000,18(1):60-62.

7. Blankenship GW,Flynn HW,Kokame GT. Posterior chamber intraocular lens insertion during pars plana

lensectomy and vitrectomy for complications of proliferative diabetic retinopathy. Am J Ophthalmol,1989,108:
1-5.

8. Jonas JB,Budde WM,Panda-Jonas S. Cataract surgery combined with transpupillary silicone oil removal through planned posterior capsulotomy. Ophthalmology,1998,105:1234-1237.

第八章

1. Roncin S. Case report of a severe corneoscleral burn caused by the phacoemulsification probe. J Fr Ophtalmol, 2002,25(6):627-631.

2. Somaiya M,Burns JD,Mintz R,et al. Factors affecting visual outcomes after small-incision phacoemulsification in diabetic patients. J Cataract Refract Surg,2002,28(8):1364-1371.

3. Chen X,Ji Y,Lu Y. Comparison of clear corneal incision injuries between torsional and conventional phacoemulsification. Graefes Arch Clin Exp Ophthalmol,2013,251(9):2147-2154.

4. Kaushik S,Ram J,Brar GS,et al. Comparison of the thermal effect on clear corneal incisions during phacoemulsification with different generation machines. Ophthalmic Surg Lasers Imaging,2004,35(5):364-370.

5. Tsuneoka H,Shiba T,Takahashi Y. Wound temperature during ultrasmall incision phacoemulsification. Nihon Ganka Gakkai Zasshi,2001,105(4):237-243.

6. Sugar A,Schertzer RM. Clinical course of phacoemulsification wound burns. J Cataract Refract Surg,1999,25(5): 688-692.

7. Mackool RJ. Preventing incision burn during phacoemulsification. J Cataract Refract Surg,1994,20(3):367-368.

8. Little BC,Smith JH,Packer M. Little capsulorhexis tear-out rescue. J Cataract Refract Surg,2006,32:1420-1422.

9. Masket S. Postoperative complications of capsulorhexis. J Cataract Refract Surg,1993,19:721-724.

10. Deokule SP,Mukherjee SS,Chew CK. Neodymium:YAG laser anterior capsulotomy for capsular contraction syndrome. Ophthalmic Surg Lasers Imaging,2006,37:99-105.

11. Hohn S,Spraul CW. Complete occlusion of the frontal capsule after cataract-operation in a patient with pseudoexfoliation syndrome - a case report and review of literature. Klin Monatsbl Augenheilkd,2004,221:495-497.

12. Waheed K,Eleftheriadis H,Liu C. Anterior capsular phimosis in eyes with a capsular tension ring. J Cataract Refract Surg,2001,27:1688-1690.

13. Horiguchi M,Miyake K,Ohta I,et al. Staining of the lens capsule for circular continuous capsulorrhexis in eyes with white cataract. Arch Ophthalmol,1998,116:535-537.

14. Pandey SK,Werner L,Escobar-Gomez M,et al. Dye-enhanced cataract surgery. Part I. Anterior capsule staining for capsulorhexis in advanced/white caiaract. J Cataract Refract Surg,2000,26:1052-1059.

15. Werner L,Pandey SK,Escobar-Gomez M,et al. Dye-enhanced cataract surgery. Part II. Leaming critical steps of phacoemulsification. J Cataract Refract Surg,2000,26:1060-1065.

16. Pandey SK,Werner L,Apple DJ. Staining the anterior capsule. J Cataract Refract Surg,2001,27:647-648.

17. Marques DM,Marques FF,Osher RH. Three-step technique for staining the anterior lens capsule with indocyanine green or trypan blue. J Cataract Refract Surg,2004,30:13-16.

18. Temel M,Osher RH. Posterior capsule tear resulting from faulty instrumentation. J Cataract Refract Surg,2003, 29:619-620.

19. Osher RH,Yu BC,Koch DD. Posterior polar cataracts:a predisposition to intraoperative posterior capsular rupture. J Cataract Refract Surg,1990,16:157-162.

20. Burk SE,Da Mata AP,Snyder ME,et al. Visualizing vitreous using Kenalog suspension. J Cataract Refract Surg,2003,29:645-651.

21. Chang DF,Packard RB. Posterior assisted levitation for nucleus retrieval using viscoat afier posterior capsule rupture. J Cataract Refract Surg,2003,29:1860-1865.

22. Chang DF. Viscoelastic levitation of posteriorly dislocated intraocular lenses from the anterior vitreous. J

Cataract Refract Surg,2002,28:1515-1519.

23. Chen M,Lamattina KC,Patrianakos T,et al. Complication rate of posterior capsule rupture with vitreous loss during phacoemulsification at a Hawaiian cataract surgical center:a clinical audit. Clin Ophthalmol,2014,8: 375-378.

24. Ti SE,Yang YN,Lang SS,et al. A 5-year audit of cataract surgery outcomes after posterior capsule rupture and risk factors affecting visual acuity. Am J Ophthalmol,2014,157(1):180-185.e1.

25. Takkar B,Mahajan D,Azad S,et al. Spontaneous posterior capsular rupture with lens dislocation in pseudoexfoliation syndrome. Semin Ophthalmol,2013,28(4):236-238.

26. Kasbekar S,Prasad S,Kumar BV. Clinical outcomes of triamcinolone-assisted anterior vitrectomy after phacoemulsification complicated by posterior capsule rupture. J Cataract Refract Surg,2013,39(3):414-418.

27. Kremer I,Stiebel H. Yassur Y,et al. Sulfur hexafluoride injection for Descemet's membrane detachment in cataract surgery. J Cataract Refract Surg,1997,23:1449-1453.

28. Morinelli EN,Najac RD,Speaker MG,et al. Repair of Desecmet's membrane detachment with the assistance of intraoperative ultrasound biomicroscopy. Am J Ophthalmol,1996,121:718-720.

29. Booth FM,Kurdiun P,Liu H. Repositioning of Descemet's membrane:a case report. Aust J Ophthalmol,1984, 12:341-343.

30. Vastine DW,Weinberg RS,Sugar J,et al. Stripping of Descemet's membrane associated with intraocular lens implantation. Arch Ophthalmol,1983,101:1042-1045.

31. Booth FM,Kurdian P,Liu H. Repositioning of Descemet's membrane:a case report. Aust J Ophthalmol,1984, 12:341-343.

32. Vastine DW. Weinberg RS,Sugar J,et al. Stripping of Descemet's membrane associated with intraocular lens implantation. Arch Ophthalmol,1983,101:1042-1045.

33. Cionni RJ,Osher RH. Endocapsular ring approach to the subluxed cataractous lens. J Cataract Refract Surg, 1995,21:245-249.

34. Fine IH,Hoffman RS. Phacoemulsification in the presence of pseudoexfoliation:challenges and options. J Cataract Refract Surg,1997,23:160-165.

35. Gimbel HV,Sun R,Heston JP. Management of zonular dialysis in phacoemulsification and IOL implantation using the capsular tension ring. Ophthalmic Surg Lasers,1997,28:273-281.

36. Cionni RJ,Osher RH. Management of profound zonular dialysis or weakness with a new endocapsular ring designed for sclera fixation. J Cataract Refract Surg,1998,24:1299-1306.

37. Menapace R,Findl O,Georgopoulos M,et al. The capsular tension ring:designs,applications,and techniques. J Cataract Refract Surg,2000:26:898-912.

38. Ahmed Ⅱ,Crandall AS. Ab externo scleral fixation of the Cionni modified capsular tension ring. J Cataract Refract Surg,2001,27:977-981.

39. Bayraktar S,Altan T,Kucuksumer Y,et al. Capsular tension ring implantation after capsulorhexis in phacoemulsification of cataracts associated with pseudoexfoliation syndrome:intraoperative complications and early postoperative findings. J Cataract Refract Surg,2001,27:1620-1628.

40. Gimbel HV,Sun R. Clinical applications of capsular tension rings in cataract surgery. Ophthalmic Surg Lasers, 2002,33:44-53.

41. Rixen JJ,Oetting TA. Fishtail on a line technique for capsular tension ring insertion. J Cataract Refract Surg, 2014,40(7):1068-1070.

42. Gimbel HV,Amritanand A. Suture refixation and recentration of a subluxated capsular tension ring-capsular bag-intraocular lens complex. J Cataract Refract Surg,2013,39(12):1798-1802.

43. Wang BZ,Chan E,Vajpayee RB. A retrospective study of the indications and outcomes of capsular tension ring insertion during cataract surgery at a tertiary teaching hospital. Clin Ophthalmol,2013,7:567-572.

44. Osher RH. Association between IFIS and Flomax. J Cataract Refract Surg,2006,32:547.

45. Gurbaxani A,Packard R. Intracameral phenylephrine to prevent floppy iris syndrome during cataract surgery in

patients on tamsulosin. Eye,2007,21:331-332. Epub 2005 Nov Ⅱ.

46. Keates R,McGowan K. Clinical trial of flurbiprofen to maintain pupillary dilation during cataract surgery. Ann Ophthalmol,1984,16:919-921.

47. Shugar JK. Use of epinephrine for IFIS prophylaxis. J Cataract Refract Surg,2006,32:1074- 1075.

48. Mackool RJ. Small pupil enlargement during cataract extraction:a new method. J Cataract Refract Surg,1992, 18:523-526.

49. Shepherd DM. The pupil stretch technique for miotic pupils in cataract surgery. Ophthalmic Surg,1993,24: 851-852.

50. Koch PS. Techniques and instruments for cataract surgery. Curr Opin Ophthalmol,1994,5:33-39.

51. Dinsmore SC. Modified stretch technique for small pupil phacoemulsification with topical anesthesia.J Cataract Refract Surg,1996:22:27-30.

52. Novak J. Flexible iris hooks for phacoemulsification. J Cataract Refract Surg,1997,23:828-831.

53. Oetting TA,Omphroy LC. Modified technique using flexible iris retractors in clear corneal cataract surgery. J Cataract Refract Surg,2002,28:596-598.

54. Lou B,Lin X,Luo L,et al. Residual lens cortex material:potential risk factor for endophthalmitis after phacoemulsification cataract surgery. J Cataract Refract Surg,2013,39(2):250-257.

55. Horiguchi M. Instrumentation for superior cortex removal. Arch Ophthalmol,1991,109(8):1170-1171.

56. Glazer LC,Williams GA. Management of expulsive choroidal hemorrhage. Semin Ophthalmol,1993,8(2):109- 113.

57. Beatty S,Lotery A,Kent D,et al. Acute intraoperative suprachoroidal haemorrhage in ocular surgery.Eye,1998, 12:815-820.

58. Tabandeh H,Sullivan PM,Smahliuk P,et al. Suprachoroidal hemorrhage during pars plana vitrectomy. Risk factors and out-comes. Ophthalmology,1999,106(2):236-242.

59. Wirostko WJ,Han DP,Mieler WF,et al. Suprachoroidal hemorrhage:outcome of surgical management according to hemorrhage severity. Ophthalmology,1998,105(12):2271-2275.

60. Riderman J,Harbin T,Campbell D. Post-operative suprachoroidal hemorrhage following filtrating procedures. Arch Ophthalmol,1986,194:201-205.

61. Speaker M,Guerleio P,Riet J,et al. A case control study of risk factors for intraoperative suprachoroidal expulsive hemorrhage. Ophthalmology,1991,98:202-210.

62. Eriksson A,Koranyi G,Seregard S,et al. Risk of acute suprachoroidal hemorrhage with phacoemulsification. J Cataract Refract Surg,1998,24(6):793-800.

63. Becquet F,Caputo G,Mashhour B,et al. Management of delayed massive suprachoroidal hemorrhage:a clinical retrospective study. Eur J Ophthalmol,1996,6(4):393-397.

64. Blumenthal M,Grinbaum A,Assia EI. Preventing expulsive hemorrhage using an anterior chamber maintainer to eliminate hypotony. J Cataract Refract Surg,1997,23(4):476-479.

65. Ophir A,Pikkel J,Groisman G. Spontaneous expulsive suprachoroidal hemorrhage. Cornea,2001,20(8):893- 896.

第九章

1. 姚克,吴仁毅,徐雯,等.超声乳化白内障吸除折叠式人工晶状体植入联合青光眼小梁切除术.中华眼科杂志,2000,36(5):330-333.

2. Mansberger SL,Gordon MO,Jampel H,et al. Reduction in intraocular pressure after cataract extraction:the Ocular Hypertension Treatment Study,Ophthalmology,2012,119(9):1826-1831.

3. Mamalis N.Combined surgical treatment of cataract and glaucoma. J Cataract Refract Surg,2007,33(7):1139- 1140.

4. Tham CC,Li FC,Leung DY,et al. Microincision bimanual phacotrabeculectomy in eyes with coexisting glaucoma and cataract.J Cataract Refract Surg,2006,32(11):1917-1920.

5. Narayanaswamy A, Perera SA, Htoon HM, et al. Efficacy and safety of collagen matrix implants in phacotrabeculectomy and comparison with mitomycin C augmented phacotrabeculectomy at 1 year.Clin Experiment Ophthalmol, 2013, 41 (6): 552-560.

6. Wang M, Fang M, Bai YJ, et al.Comparison of combined phacotrabeculectomy with trabeculectomy only in the treatment of primary angle-closure glaucoma. Chin Med J (Engl), 2012, 125 (8): 1429-1433.

7. Sengupta S, Venkatesh R, Ravindran RD.Safety and efficacy of using off-label bevacizumab versus mitomycin C to prevent bleb failure in a single-site phacotrabeculectomy by a randomized controlled clinical trial.J Glaucoma, 2012, 21 (7): 450-459.

8. Tham CC, Kwong YY, Leung DY, et al.Phacoemulsification vs phacotrabeculectomy in chronic angle-closure glaucoma with cataract: complications [corrected].Arch Ophthalmol, 2010, 128 (3): 303-311.

9. Nassiri N, Nassiri N, Mohammadi B, et al.Comparison of 2 surgical techniques in phacotrabeculectomy: 1 site versus 2 sites. Eur J Ophthalmol, 2010, 20 (2): 316-326.

10. Soro-Martínez MI, Villegas-Pérez MP, Sobrado-Calvo P, et al. Corneal endothelial cell loss after trabeculectomy or after phacoemulsification, IOL implantation and trabeculectomy in 1 or 2 steps.Graefes Arch Clin Exp Ophthalmol, 2010, 248 (2): 249-256.

11. Tsai HY, Liu CJ, Cheng CY. Combined trabeculectomy and cataract extraction versus trabeculectomy alone in primary angle-closure glaucoma.Br J Ophthalmol, 2009, 93 (7): 943-948.

12. Tham CC, Leung DY, Kwong YY, et al.Effects of phacoemulsification versus combined phaco-trabeculectomy on drainage angle status in primary angle closure glaucoma (PACG).J Glaucoma, 2010, 19 (2): 119-123.

13. Tham CC, Kwong YY, Leung DY, et al.Phacoemulsification versus combined phacotrabeculectomy in medically uncontrolled chronic angle closure glaucoma with cataracts. Ophthalmology, 2009, 116 (4): 725-731.

14. Bayer A, Erdem U, Mumcuoglu T, et al.Two-site phacotrabeculectomy versus bimanual microincision cataract surgery combined with trabeculectomy.Eur J Ophthalmol, 2009, 19 (1): 46-54.

15. Francis BA, Minckler D, Dustin L, et al.Combined cataract extraction and trabeculotomy by the internal approach for coexisting cataract and open-angle glaucoma: initial results.J Cataract Refract Surg, 2008, 34 (7): 1096-1103.

16. Kobayashi H, Kobayashi K.Randomized comparison of the intraocular pressure-lowering effect of phacoviscocanalostomy and phacotrabeculectomy.Ophthalmology, 2007, 114 (5): 909-914.

17. Wilson MR, Mendis U, Paliwal A, et al. Long-term follow-up of primary glaucoma surgery with Ahmed glaucoma valve implant wersus trabeculectomy [J]. Am J Ophthalmol, 2003, 136: 464-470.

18. Souza C, Tran DH, Loman J, et al. Long-term outcomes of Ahemd glaucoma valveimplantation in refractory glaucomas [J]. Am J Ophthalmol, 2007, 144 (6): 893-900.

19. Eibschitz-Tsimhoni M, Schertzer RM, Musch DC, et al. Incidence and management of encapsulated cysts following Ahmed glaucoma valve insertion [J]. J Glaucoma, 2005, 14 (4): 276-279.

20. Schwartz KS, Lee RK, Gedde SJ. Glaucoma drainage implants: a critical comparison of types [J]. Curr Opin Ophthalmol, 2006, 17 (2): 181-189.

21. Brasia MV, Rockwood EJ, Smith SD. Comparison of silicone and polypropylene Ahmed Glaucoma Valve implants [J]. J Glaucoma, 2007, 16 (1): 36-41.

22. Ishida K, Netland PA, Costa VP, et al. Comparison of polypropylene and silicone Ahmed Glaucoma Valves [J]. Ophthalmology, 2006, 113 (8): 1320-1326.

23. Gedde SJ, Schiffman JC, Feuer WJ, et al. TVT study group. Three-year follow up of the tubeversus trabeculectomy study [J]. Am J Ophthalmol, 2009, 148: 670-684.

第十章

1. 张振平, 陈伟蓉. 晶状体病学. 广州:广东科技出版社, 2005.

2. 何守志. 晶状体病学. 北京:人民卫生出版社, 2004.

3. Roger F. Steinert 著, 白内障手术学. 刘奕志, 译. 北京:人民军医出版社, 2012.

4. 张万洲 . 劈核及高阶超乳技术 . 香港：亮睛出版社，2013.

5. Olson RJ.Clinical experience with 212 gauge manual microphacoemulsification using Sovereign White Star Technology in eyes with dense cataract. J Cataract Refract Surg, 2004；30 (7) ：168-172.

6. Shepherd JR. In situ fracture. J Cataract Refract Surg 1990；16 (4) ：436-440

7. Gimbel HV. Divide and conquer nucleofractis phacoemulsification：development and variations. J Cataract Refract Surg, 1991；17 (3) ：281-291.

8. Pirazzoli G , D'EliseoD , Ziosi M , et al. Effects of phacoemulsification time on the corneal endothelium using phacofracture and phaEffects of phacoemulsification time on the corneal endothelium using phacofracture and phaco chop techniques. J Cataract Refract Surg, 1996；22 (7) ：967-969.

9. KochPS , KatzenLE. Stop and chop phacoemulsification. J Cataract Refract Surg , 1994；20 (5) ：566-570.

10. Akahoshi T. Phaco prechop：manual nucleofracture prior to phacoemulsification. Operative Tech Cataract Refract Surg, 1998； 1：69-91.

11. Henriques JS , Alio JL , Akahoshi T , et al. Prechopping surgical techniques. Tech Ophthalmol, 2009；7：139-145.

12. Moshirfar M , Churgin DS , Hsu M. Femtosecond laser-assisted cataract surgery：a current review. Middle East Afr J Ophthalmol, 2011；18：285-291.

13. Chen X , Liu B , Xiao Y , et al.Cystotome-assisted prechop technique. J Cataract Refract Surg, 2015 Jan；41 (1)：9-13.

附

1. Charles D , Kelman MD. THROUGH MY EYES. 1st ed. New York：Crown Publishers , Inc , 1985.

2. John A. Hartford Dies in Elevator. Chairman of the A. & P. Chain 3 Succumbs After Attending Chrysler Board Meeting , in New York Times. September 21 , 1951.

3. Jacobson JS. The Greatest Good：A History of the John A. Hartford Foundation：The foundation.

4. Kelman CD. History of Phacoemulsification//Phacoemulsification. AA sunita Agarwal , Amar Agarwal , Editor. New Delhi , India：Japee Brothers Medical Publisher (P) Ltd , 2004：48-56.

5. Charles D. Kelman , M.D. History of Phacoemulsification//Phacoemulsification Surgery. T.M.D.a.W. Banko , Editor. New York , U.S.A.：Pergamon Press , Inc , 1990：1-5.

6. Charles D. Kelman , M.D. The Genesis of Phacoemulsification. Cataract & Refractive Surgery Today , 2004：57-59.

7. Oransky I. Charles Kelman. The Lancet , 2004 , 364 (9429)：134.